·肿瘤细化护理丛书· 总主编 周染云

消化道肿瘤细化护理

主 编 易慧娟

U0263313

科学出版社

北 京

内 容 简 介

  本书紧密结合临床护理工作，主要介绍常见消化道肿瘤的基础知识和外科治疗、药物治疗、物理治疗后的护理，以及常见并发症、不良反应、危急症的护理等。本书内容丰富、条理清晰、言简意赅、实用性强，适合消化道肿瘤专科护理人员学习业务时参考，以提高护理质量。

图书在版编目（CIP）数据

消化道肿瘤细化护理 / 易慧娟主编 . -- 北京：科学出版社，2018.1
（肿瘤细化护理丛书）
ISBN 978-7-03-055713-1

Ⅰ . ①消… Ⅱ . ①易… Ⅲ . ①消化系肿瘤—护理 Ⅳ . ① R473.73

中国版本图书馆 CIP 数据核字（2017）第 293291 号

责任编辑：李 玫 / 责任校对：张小霞
责任印制：赵 博 / 封面设计：吴朝洪

科 学 出 版 社 出版
北京东黄城根北街 16 号
邮政编码：100717
http://www.sciencep.com

文林印务有限公司 印刷
科学出版社发行 各地新华书店经销
*
2018 年 1 月第 一 版 开本：720×1000 1/16
2018 年 1 月第一次印刷 印张：8 1/2
字数：150 000
定价：30.00 元
（如有印装质量问题，我社负责调换）

《消化道肿瘤细化护理》
编写人员

主　编　易慧娟

副主编　乙苏北　郭庆玲　王燕青

编　者　（以姓氏笔画为序）

乙苏北　丁红娟　王　贝　王　岩

王燕青　向军琳　李　丹　李艳艳

杨　新　杨亚婷　吴　琼　易慧娟

赵秀秀　顾亚琪　郭庆玲　郭营瑾

盖绿华　彭光群　翟红岩

  肿瘤护理是一门综合学科，肿瘤护理专业与生理学、病理学、护理学、心理学及基础医学等息息相关。如何提高患者的生活质量？如何帮助患者树立战胜疾病的信心？如何开展肿瘤患者的延续性护理？解放军第三〇七医院的护理人员们带着思考、怀着渴望，在临床护理工作中不断地学习，不停地探索、实践。

  肿瘤的细化护理并非是全新的理论，而是在优质护理服务和整体护理基础上的扩展和延续。细化护理不仅要突出细节，更要注重精细，更多的人文关怀要体现在护理细节中，是精细化护理管理的实践环节的延伸，是通过系统化和细化，坚持规范化、标准化、精细化和数据化的原则，使患者身心护理的各个环节得以精确、高效、协同和持续地运行。

  南丁格尔是这样评价护理工作的：护士必须要有同情心和一双愿意工作的手。因此，肿瘤患者的细化护理并不是如何艰难和深奥的问题，而是如何俯下身来、埋下头去，从基础学起，从起点抓起。肿瘤患者的细化护理在解放军第三〇七医院护理工作中的应用，使护理工作责任更加具体化，目标更加明确，突出了护理工作的重点，使护理缺陷降到最低，护理质量明显提高，得到了患者的一致好评，这些宝贵的经验值得推广应用。

  该书结合国内外最新资料和作者们丰富的临床护理经验，编排合理有序，阐述重点突出，内容丰富翔实，做法可行有效，对肿瘤患者及其他患者的护理具有较强的启迪作用和参考价值，若能让这些宝贵的经验在业内同行当中有效地推行开来，一定是非常有意义的。

解放军第三〇七医院院长

2017 年 6 月 12 日

随着我国社会经济的快速发展，居民生活水平、饮食营养、环境状况等发生了一系列的变化，尤其是人口城市化、老龄化和生活方式的改变等诸多因素，使居民健康行为和疾病模式也发生了改变。除心血管疾病之外，恶性肿瘤已经成为威胁人们健康的另一大杀手，更令人忧心的是，癌症发病的年轻化趋势越来越明显。

虽然我们在基础、转化和临床方面的研究，以及公共教育、医疗保健等方面付出了很多努力，但是恶性肿瘤仍是世界范围内疾病的首要死亡原因。因此，更好地总结治疗和护理恶性肿瘤患者方面的临床经验，将对肿瘤的护理、预防、治疗的认知有着深远的积极影响。随着医学模式的改变，对肿瘤患者的护理已不仅仅局限于对身体状况的护理，而是扩展到心理护理及帮助肿瘤患者重新适应社会等方面。这就要求临床护理人员不但要掌握有关的医学知识，还要学习心理学、社会医学、营养学等方面的知识，以便解决由肿瘤及其治疗引发的一系列问题，体现综合护理的优越性，提高患者生存质量。

《肿瘤细化护理丛书》共5册，为《肺部肿瘤细化护理》《乳腺肿瘤细化护理》《消化道肿瘤细化护理》《妇科肿瘤细化护理》《肿瘤微创治疗细化护理》，以问答的形式简明扼要地阐述了肿瘤的基础知识和肿瘤外科治疗、化学治疗、放射治疗、靶向治疗、微创、热疗、疼痛等方面的护理内容，使临床护士能更好地掌握患者病情变化及出现的并发症的护理方法，提高护理质量。

周雪玲

解放军第三〇七医院护理部

2017 年 3 月

目录
Contents

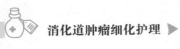

第七章　微创治疗的护理

第八章　消化道肿瘤症状护理

第一章

消化道肿瘤的基础知识

 消化系统是由哪些部分组成的?

消化系统由消化管和消化腺组成,消化管为肌性管道,全长 8 ~ 10m,包括口腔、咽、食管、胃、小肠(十二指肠、空肠、回肠)和大肠(盲肠、阑尾、结肠、直肠、肛管)。消化腺可分为大、小两种类型,小型消化腺位于消化管壁内,如贲门腺、胃底腺、小肠腺等,大型消化腺是单独存在的腺器官,在管壁之外,如涎腺、肝、胰腺。此外,消化系统还散布大量内分泌细胞。

消化系统的主要功能是消化和吸收。对食物进行分解加工,取其精华,向血液循环内输送,去其糟粕,以粪便形式排出体外。食物在胃肠道内进行分解的过程称为消化,而经过消化后透过消化管壁进入血液循环的过程称为吸收。

 食管有哪些狭窄部位?

食管有上、中、下三个狭窄,是食管癌的好发部位,在食管的临床检查和操作中有一定意义。

 消化道肿瘤常见的症状有哪些?

消化道肿瘤包括食管癌、胃癌、大肠癌、肝癌、胰腺癌、胆囊癌、胃肠胰神经内分泌肿瘤等。常见症状有恶心、呕吐、腹胀、腹痛、腹泻、呕血与黑粪、吞咽困难、嗳气、反酸、反胃、呃逆、胃灼热、食欲缺乏、黄疸等。

 中国消化道肿瘤的发病情况是怎样的?

恶性肿瘤的发病率逐年上升,《中国 2013 年肿瘤登记年报》显示,全国每年新发肿瘤病例约为 315 万例，平均每天新发病例 8447 人，平均每分钟就有 6 人被确诊为恶性肿瘤。全国恶性肿瘤发病率第一位的是肺癌，其次为乳腺癌、结直肠癌、胃癌、肝癌、食管癌等（城市），前十位的恶性肿瘤占 71.58%。全国恶性肿瘤死亡率第一位的仍然是肺癌，其次为肝癌、胃癌、结直肠癌、食管癌，前十位的恶性肿瘤占 80.43%。

 肿瘤的发生与哪些因素相关?

　　1. 化学致癌物　包括烷化剂、多环芳烃化合物、芳香胺类化合物、氨基偶氮染料、亚硝基化合物、植物毒素、金属致癌物、真菌毒素等，其中最引起大家关注的是亚硝基化合物。70% 的肿瘤是由环境因素引起的，环境因素中 90% 为化学因素，其中包括致癌物与促癌物，大多数化学致癌物为前致癌物，必须经细胞微粒体酶系统代谢为最终致癌物。

　　2. 物理致癌　主要是电磁辐射，包括高剂量辐射和低剂量辐射，高剂量辐射如日本广岛原子弹爆炸、苏联切尔诺贝利核泄漏事故，低剂量辐射又分为紫外线辐射、射频微波辐射、低频非电离辐射和电离辐射。

　　3. 病毒　包括 RNA 病毒、DNA 病毒，可以通过不同机制诱发恶性肿瘤。一方面病毒可以直接作用于细胞基因后共同增生，最后发展成癌。另一方面是由于机体免疫系统受到抑制，病毒诱发细胞恶性变，形成癌。例如，艾滋病患者由于 HIV 感染引起的免疫缺陷，很多患者容易发生淋巴癌。EB 病毒与鼻咽癌、乙肝病毒与肝癌、人乳头状瘤病毒与宫颈癌密切相关。

　　4. 遗传因素　虽然大多数肿瘤的发生与环境因素有关，但在接触相同致癌物的人群中，有人患癌有人却不患癌。大量证据说明，遗传因素在肿瘤的发生中起着不可忽视的作用。家族性结肠息肉是一种常染色体显性遗传病，如在出生时已遗传这种显性突变，到 50 岁时将全部发生结肠癌。

 消化道肿瘤的治疗方法有哪些?

　　目前，肿瘤的治疗方法包括外科手术治疗、化学药物治疗、放射治疗、分子靶向治疗、免疫治疗等。

　　1. 外科手术治疗　可分为根治性手术和姑息性手术。对于某些早期局限性肿瘤，外科手术是一种根治性方法，但很多患者单靠手术治疗不能防止复发和转移。

2. 化学药物治疗　目前有 4 种方式，晚期或播散性癌症的全身化学治疗、辅助化学治疗、新辅助化学治疗、特殊途径化学治疗（如腔内注射）。

（1）术后辅助治疗：是在采取有效的局部治疗（手术或放射治疗）后，主要针对可能存在的微转移癌灶，为了防止复发转移而进行的化学治疗。

（2）新辅助治疗：指在实施局部治疗方法（如手术或放射治疗）前所做的全身化学治疗，目的是使肿块缩小，从而可减少手术切除的范围，以及清除或抑制可能存在的微转移灶，以改善预后。

3. 放射治疗　是利用辐射能对生物组织作用后的临床效应来治疗恶性肿瘤的一种手段，分为根治性和姑息性放射治疗。

4. 分子靶向治疗　指在细胞分子水平上，针对已明确的致癌位点，来设计相应的治疗药物，药物进入体内会特意选择致癌位点相结合而发生作用，使肿瘤细胞特异性死亡，而不波及肿瘤周围的正常组织细胞，分子靶向治疗被称为"生物炸弹"。

5. 免疫治疗　包括细胞过继免疫治疗、细胞因子和免疫基因治疗等。目前对于实体瘤的疗效尚存在一定争议，但近年对程序性死亡受体 1（PD-1）和程序性死亡配体 1（PD-L1）的研究是热点，国外已有多种 Anti-PD-1/PD-L1 抗体上市，国内有关肿瘤免疫治疗的临床研究也在迅速开展。

无论哪一种治疗方法都有其优缺点，合理、有计划的综合治疗已取代传统的单一治疗。肿瘤综合治疗就是根据患者的机体状况，肿瘤的病理类型、侵犯范围（病期）和发展趋势（细胞生物学行为），有计划地、合理地应用现有的治疗手段，以期较大幅度地提高治愈率。不但提高了治愈率，还能改善患者的生活质量。

什么是精准医疗？

精准医疗是以个体化医疗为基础，随着基因组测序技术进步及生物信息与大数据科学的交叉应用而发展起来的新型医学概念与医疗模式。其本质是通过基因组、蛋白质组等组学技术和医学前沿技术，对于大样本人群与特定疾病类型进行生物标记物的分析与鉴定、验证与应用，从而精确寻找到疾病的原因和治疗的靶点，并对一种疾病不同状态和过程进行精确分类，最终实现对于疾病和特定患者进行个性化精准治疗的目的，提高疾病诊治与预防的效益。精准医疗的重点不在"医疗"，而在"精准"。

精准医疗作为新的诊疗技术，较传统医疗方法有很大的优势。相比传统诊疗手段，精准医疗具有精准性和便捷性。一方面通过基因测序可以找出癌症的突变基因，从而迅速确定对症药物，省去患者尝试各种治疗方法的时间，提升治疗效果；另一方面，基因测序只需要患者的血液或唾液，无须传统的病理切片，可以减少诊断过程中对患者身体的损伤。可以预见，精准医疗技术的出现，将显著改善癌症患者的诊疗体验和诊疗效果，发展潜力大。

 何为细胞周期非特异性、特异性药物？

肿瘤细胞与正常细胞以相同的方式进行增殖，即 GSM 周期图，包括 G_0 期、G_1 期、S 期、G_2 期、M 期。G_1 期合成细胞质；S 期完成 DNA 合成；M 期完成遗传物质分配和胞体分裂，形成两个子细胞。结合肿瘤细胞增殖动力学，根据药物的作用机制，将化学治疗药物分为细胞周期特异性、非特异性药物。

1. 细胞周期非特异性药物　可杀伤处于各种增殖状态的细胞，包括休止期（G_0 期）细胞在内。此类药物均在大分子水平上直接破坏 DNA 的双链，与之结合成复合物，因而影响 RNA 的转录和蛋白质的合成。它们的作用与 X 线相似。常用的细胞周期非特异性药物有丝裂霉素、多柔比星、顺铂、奥沙利铂等。

2. 细胞周期特异性药物　只能杀伤处于增殖周期中各时相的细胞，在小分子水平上阻断 DNA 的合成，因而影响 RNA 的转录和蛋白质的合成。常用的细胞周期特异性药物有紫杉醇、多西他赛、氟尿嘧啶、吉西他滨等。

3. 两者的区别　细胞周期非特异性药物对癌细胞的作用较强而快，能迅速杀死癌细胞，剂量 – 反应曲线接近直线，在机体能耐受的毒性限度内，其杀伤能力随剂量的增加而增加，剂量增加 1 倍，杀灭癌细胞的能力可增加数倍至数十倍，在浓度和时限的关系中，浓度是主要因素。细胞周期特异性药物对癌细胞的作用较弱而慢，需要一定时间才能发挥其杀伤作用，剂量 – 反应曲线是一条渐近线，即在小剂量时类似于直线，达到一定剂量后不再上升，出现平坡，在浓度和时限的关系中，时限是主要因素。因此，为使化学治疗药物能发挥最大作用，非特异性药物宜静脉一次性注射，而特异性药物则以缓慢静脉滴注或肌内注射为宜。在联合化学治疗方案中，常常共同应用两类药物才能取得良好临床疗效。

 合理使用化学治疗药物的原则有哪些？

1. 化学治疗要取得良好的疗效，与药物的选择与配伍、用药时机、剂量、疗程、间隔时间等密切相关。

2. 尽量使用多种药物联合化学治疗，肿瘤细胞亚群具有多样性，联合采用不同作用机制的药物以杀灭不同周期的细胞，同时可减少产生耐药，但要注意处理化学治疗药物的毒副反应。

3.根据不同的治疗目的设计不同的治疗方案。设计化学治疗周期是为了让人体器官从损伤中得以修复，由于白细胞的恢复时间是 10 ～ 14d，许多化学治疗方案据此规定一个循环周期。化学治疗剂量和剂量强度是根据化学治疗药物的作用机制决定的，当前研究都致力于剂量不变，尽量缩短化学治疗周期，从而提高剂量密度，减少肿瘤再生长。

 如何选择消化道肿瘤患者化学治疗方案？

根据患者的病理诊断和分期、肿瘤细胞的分裂周期、患者的身体状况、治疗史、经济情况、确定治疗目标等选择合适的方案。

常用的化学治疗药物有顺铂、奥沙利铂、奈达铂、紫杉醇、多西他赛、伊立替康、氟尿嘧啶、吉西他滨、希罗达、替吉奥等。

 肿瘤 TNM 分期分别代表什么？

1.T 原发肿瘤。

2.N 淋巴结。

3.M 远处转移。

 消化道肿瘤治疗效果的评价标准是什么？

由欧洲癌症研究与治疗组织（EORTC）、美国国立癌症研究所（NCI）和加拿大 NCI 在原有 WHO 对实体瘤疗效评价标准的基础上达成共识，即目前国际上普遍采用 RECIST 标准。

1.评价

（1）CR（完全缓解）：所有目标病灶消失。

（2）PR（部分缓解）：基线病灶最大径之和至少减小 30%。

（3）SD（疾病稳定）：基线病灶最大径之和有减少但未达 PR 或有增加但未达 PD。

（4）PD（疾病进展）：基线病灶最大径之和至少增加 20% 或出现新病灶。

2.总疗效持续时间 从评价为 CR 或 PR 开始到第一次明确记录疾病进展或

复发的时间。

3.疾病稳定时间　指从治疗开始到疾病进展的时间。

 什么是肿瘤标志物的检测?

　　肿瘤标志物通常是由恶性肿瘤细胞所产生的抗原和生物活性物质,可在肿瘤组织、体液和排泄物中检出。肿瘤标志物的检测有一定的特异性和灵敏度,肿瘤标志物其含量与肿瘤的大小、进展程度成正比,具有辅助肿瘤临床诊断、病情分析和指导治疗及检测肿瘤转移或复发的作用。对于消化道肿瘤患者,临床上常用几种特异性较高的标志物进行联合诊断,以提高诊断率和准确率。肿瘤标志物可用于肿瘤普查、肿瘤高危人群的筛选、肿瘤诊断和鉴别诊断、监测肿瘤、肿瘤分类及分期、肿瘤治疗等多方面。

　　检查肿瘤标志物尽量不使用溶血和脂血,因为这两种血清都有可能导致结果偏高;如果患者是在化学治疗后阶段,不应该立即取血,而应在4周之后,否则将导致结果升高;对肿瘤切除手术的患者也不应该立即取血,应在4周、3个月、6个月、1年定期复查;血清应该在 -4℃或 -20℃保存。

 消化道肿瘤常见的肿瘤标志物有哪些?

　　1.甲胎蛋白（AFP）　　正常值 0 ~ 15ng/ml,AFP升高一般提示原发性肝癌。

　　2.癌胚抗原（CEA）　　正常值 0 ~ 5ng/ml,70% ~ 90% 的结肠癌患者 CEA 高度阳性。

　　3.癌抗原125（CA125）　　正常值 0.1 ~ 35U/ml,CA125升高提示胃肠道肿瘤。

　　4.癌抗原 19-9（CA19-9）　　正常值 0.1 ~ 27U/ml,CA19-9升高提示胰腺癌、胃癌、结直肠癌、胆囊癌。

　　5.癌抗原 72-4（CA72-4）　　正常值 0.1 ~ 7U/ml,是目前诊断胃癌的最佳肿瘤标志物。

　　6.癌抗原 242（CA242）　　正常值 0 ~ 17U/ml,是诊断胰腺癌、结直肠癌的肿瘤标志物。

 如何联合应用肿瘤标志物?

　　由于同一种肿瘤或不同类型肿瘤可有一种或几种肿瘤标志物异常,而同一种肿瘤标志物可在不同的肿瘤中出现，为提高特异性，临床上通常采用联合应用的原则。根据我国肿瘤发病的特征，胃癌、肠癌、食管癌、肺癌和肝癌为病死率最高的五类肿瘤，但在女性中宫颈癌和乳腺癌为常见的恶性肿瘤，所以在无症状人群体检时，应根据年龄、性别、既往史等情况开展不同项目检查。在45 岁以上肿瘤的高危人群中，至少应开展 CEA、CA19-9、SCC、AFP、NSE 等项目检查。绝经期妇女至少应进行 CEA、CA19-9、SCC、AFP、HCG 等项目检查。老年男性，有前列腺症状，应加做 PSA。家族中有恶性肿瘤患者，需要增加相应的肿瘤检查项目。

 什么是食管癌？

食管癌按病理类型可分为食管腺癌、食管鳞癌、食管神经内分泌癌，以食管鳞癌多见。食管鳞癌主要与过度吸烟、饮酒密切相关，也与食管损伤（电离辐射）、HPV 病毒感染、食管解剖异常（如贲门失弛缓、食管蹼、森克憩室）有关；食管腺癌的主要危险因素有 Barrett 食管、慢性胃食管反流综合征、肥胖、较为优越的经济条件和吸烟等。食管癌按解剖分颈段食管癌、上胸段食管癌（气管分叉水平以上）和下胸段食管癌（食管分叉水平以下）。食管癌 50% 左右发生在食管中段，20% 发生在食管下段，20% 发生在食管上段。

1.Barrett 食管　是食管下段齿状线上方的复层鳞状上皮被化生的单层柱状上皮所代替的一种病理现象，可伴有肠化或者无肠化，是食管腺癌的癌前病变，90% 的患者无临床表现。但当出现临床症状时，即表现为食管反流的症状，如胃灼热、反流、吞咽困难，多见于餐后及做某些动作引起反流时。

2. 常见症状　进行性吞咽困难是食管癌最常见、最典型的临床表现。多数早期食管癌无症状或呈一过性，慢慢发展为吞咽困难、饮水后呛咳及胸骨后疼痛。重者可伴有体重减轻、呕吐和误吸及上消化道出血。晚期肿瘤侵犯可出现食管 – 支气管漏等。

 什么是胃癌？

1. 引起胃癌的因素

（1）地域环境及饮食生活因素：胃癌的发病有明显的地域差异，我国的西北与东部地区胃癌发病率比南方高。长期食用熏烤、盐腌食品的人群胃癌发生率也较高。

（2）幽门螺杆菌（Hp）：我国胃癌高发区成人 Hp 感染率在 60% 以上。幽门螺杆菌能促使硝酸盐转化成亚硝胺而致癌；Hp 感染引起胃黏膜慢性炎症加上环境致病因素加速黏膜上皮细胞的过度增殖，导致畸变致癌；幽门螺杆菌的毒性产物 CagA、VagA 可能具有促癌作用，胃癌患者中抗 CagA 抗体检出率较一般人群明显为高。

（3）癌前病变：包括胃息肉、慢性萎缩性胃炎及胃部分切除后的残胃，这些病变可能伴有不同程度的慢性炎症过程，胃黏膜肠上皮化生或非典型增生，有可能转变为癌。

（4）遗传和基因：遗传与分子生物学研究提示，胃癌患者有血缘关系的亲属胃癌发生率较无血缘关系者高 4 倍。

2. 胃癌发生的常见部位　胃癌通常发生于胃窦小弯侧，少见于贲门及胃体部。

3. 胃癌的分类

（1）依据侵犯胃壁的深度分为早期胃癌和进展期胃癌。

（2）按病理类型分为乳头状腺癌、管状腺癌、黏液腺癌、印戒细胞癌。

4. 胃癌转移扩散的途径　直接浸润，淋巴转移，血行转移，种植转移。

5. 确诊胃癌的检查方法　确诊胃癌的检查方法主要是行胃镜检查，钳取组织做病理。

6. 常见症状　多数早期胃癌患者无明显症状，少数人有恶心、呕吐或类似溃疡病的上消化道症状。疼痛与体重减轻是进展期胃癌最常见的临床症状。患者常有较为明确的上消化道症状，如上腹不适、进食后饱胀，随着病情进展上腹疼痛加重，食欲缺乏、乏力。根据肿瘤的部位不同，也有其特殊表现。贲门胃底癌可有胸骨后疼痛和进行性吞咽困难；幽门附近的胃癌有幽门梗阻表现；肿瘤破坏血管后可有呕血、黑粪等消化道出血症状。腹部持续疼痛常提示肿瘤扩展超出胃壁，可见锁骨上淋巴结肿大、腹水、黄疸、腹部包块等。晚期胃癌患者可出现贫血、消瘦、营养不良甚至恶病质等。

什么是结直肠癌？

1. 症状　排便习惯与粪便性质的改变：排便次数增加，腹泻，便秘，便中带血或黏液、脓便，腹部肿块、肠梗阻等，伴有或不伴有贫血、发热和消瘦等。按发生的部位不同，表现也不一样。右半结肠癌主要表现为食欲缺乏、恶心、呕吐、贫血、疲劳、腹痛，导致缺铁性贫血。左半结肠癌较右半结肠癌肠腔窄，更容易引起完全或部分性肠梗阻，导致大便习惯改变，出现便秘、便血、腹泻、腹痛、腹部痉挛、腹胀等。直肠癌的主要症状是便血、排便习惯的改变及梗阻。

肿瘤部位较低、粪块较硬者，多为鲜红或暗红色。结直肠癌最常见的发生部位是乙状结肠。

2. 确诊结直肠癌的常见方法 结直肠镜检查取活检标本，送病理进行确诊。

3. 结直肠癌组织学病理分型 腺癌、黏液癌、鳞癌、腺鳞癌、小细胞癌、髓样癌、未分化癌。

 什么是遗传性大肠癌？

大肠癌的发生与基因种系突变有关，此种突变可按一定的规律遗传给后代，称为遗传性大肠癌，表现为一系列的遗传性大肠癌综合征。

1. 遗传性大肠癌综合征 是指一系列可引起遗传性大肠癌的疾病，患者患大肠癌的风险显著高于普通人群，按临床及遗传特点可分为 Lynch 综合征、家族性腺瘤性息肉病及其他罕见遗传病。遗传性大肠癌综合征的早期、准确诊断可帮助医务人员及时采取干预及筛查措施，降低患者家属患大肠癌的风险。

2. Lynch 综合征 亦称为遗传性非息肉性结直肠癌，为最常见的遗传性大肠癌综合征。临床表现为：

（1）发病年龄较早，中位年龄约为 44 岁。

（2）肿瘤多见于近端结肠。

（3）多有原发大肠癌。

（4）肠外恶性肿瘤如胃癌、子宫内膜癌、胰腺癌等发病率高。

（5）低分化腺癌、黏液腺癌常见，且伴有淋巴细胞浸润或淋巴结聚集。

（6）肿瘤多呈膨胀性生长，而非浸润性生长。

（7）预后好于散发性大肠癌。

 什么是胰腺癌？

1. 症状 主要为上腹部痛、不适、黄疸。上腹痛、不适是常见的首发症状。早期因胰管梗阻导致管腔内压力增高引起不适、钝痛、胀痛。中、晚期由于肿瘤侵及腹腔神经丛，出现继续剧烈的疼痛，向腰背部放射，被迫呈屈曲位。典型的胰腺癌腹痛表现为中上腹深处持续进行性加重的钝痛，餐后加剧，解痉镇痛药无效。夜间或仰卧时加重，常伴持续性的腰背放射痛。黄疸多见于胰头癌进行性加重。大部分患者出现黄疸时已属中晚期，肿瘤与胆总管的距离和黄疸程度呈正相关。触诊时多可触及肿大的胆囊。

2.胰腺癌高危人群症状　40 岁以上，无诱因腹痛、饱胀不适、食欲缺乏、消瘦、乏力、腹泻、腰背部酸痛、反复发作性胰腺炎或无家族遗传史的突发糖尿病，应视为胰腺癌的高危人群，就诊时应警惕胰腺癌的可能性。

3.胰腺癌按部位分类　胰头癌、胰体部癌、胰尾癌。

什么是肝癌？

即肝脏恶性肿瘤，分为原发性和继发性两种。原发性肝脏恶性肿瘤起源于肝脏的上皮或间叶组织。前者称为原发性肝癌，在我国高发、危害性较大；后者称为肉瘤，少见。继发性肝癌是全身多个器官起源的恶性肿瘤侵犯至肝。

1.症状　一般表现如厌食、恶心、嗜睡、发热和体重减轻等，最常见表现为右上腹疼痛、肿块和体重减轻、腹水、黄疸等。

2.原发性肝癌分类　肝细胞癌、胆管细胞癌和肝胆管细胞癌。

3.肝癌的肿瘤标志物　甲胎蛋白（AFP）：正常值 0 ~ 15ng/ml。

4.原发性肝癌的主要病因

（1）病毒性肝炎（其中乙型肝炎和丙型肝炎是原发性肝癌的促发原因）。

（2）肝硬化。

（3）黄曲霉素。

（4）其他因素：遗传、酒精中毒等。

什么是神经内分泌肿瘤？

起源于全身任何部位神经内分泌细胞的良、恶性肿瘤。神经内分泌细胞遍布全身各处，因此神经内分泌肿瘤可发生在体内任何部位，最常见的是胃、肠、胰腺等消化器官的神经内分泌肿瘤，约占所有神经内分泌肿瘤的 2/3。

1.分类

（1）按部位分：胰腺神经内分泌肿瘤、胃肠道神经内分泌肿瘤、肺和胸腺神经内分泌肿瘤、肾上腺肿瘤（嗜铬细胞瘤、副神经节瘤）、原发灶不明的神经内分泌肿瘤、多发性内分泌腺瘤病。

（2）按功能分：功能性和无功能性神经内分泌肿瘤。功能性胃肠胰神经内分泌瘤有胰岛素瘤、生长抑素瘤、胰高血糖素瘤、胃泌素瘤等。

（3）按肿瘤分级：G_1（低级别）、G_2（中级别）、G_3（高级别）。

2.症状

（1）非功能性胃肠神经内分泌瘤：主要表现非特异性的消化道症状或肿

瘤局部占位症状，如吞咽困难、腹痛、腹胀、腹泻、腹部包块、黄疸或黑粪等。

（2）功能性胃肠胰神经内分泌瘤：表现为肿瘤分泌的有生物活性的激素引起的相关症状，如皮肤潮红、出汗、哮喘、腹泻、低血糖、难治性消化道溃疡、糖尿病等。

 大肠癌的发生与哪些因素有关

1. 饮食习惯 大肠癌的发生与高脂肪、高蛋白和低纤维饮食有关；过多摄入腌制食品可增加肠道中致癌物，诱发大肠癌；维生素、微量元素及矿物质的缺乏均可增加大肠癌的发病率。

2. 遗传因素 有 20% ~ 30% 的大肠癌患者存在家族遗传史，常见的有家族性多发性息肉病及家族无息肉结直肠癌综合征。

3. 癌前病变 多数大肠癌来自腺瘤癌变，其中以绒毛状腺瘤及家族性多发性息肉病癌变率最高；大肠癌的某些慢性炎症改变，如溃疡性结肠炎、克罗恩病及血吸虫性肉芽肿也被视为大肠癌的癌前病变。

 直肠癌的临床表现有哪些?

1. 直肠刺激症状 肿瘤刺激直肠产生频繁便意，引起排便的习惯改变，便前常有肛门下坠、里急后重和排便不尽感，晚期可出现下腹部疼痛。

2. 黏液血便 为直肠癌患者最常见的症状，80% ~ 90% 患者早期出现便血。因癌肿破裂后，可出现血性和（或）黏液性大便，多附于粪便表面，严重感染时可出现脓血便。

3. 粪便变细和排便困难 癌肿增大引起肠腔缩窄，表现肠蠕动亢进、腹痛、腹胀、粪便变细和排便困难等慢性肠梗阻症状。

4. 转移症状 当癌肿穿透肠壁，侵犯前列腺、膀胱时可发生尿刺激征、血尿、排尿困难；浸润骶前神经尾部，会阴部持续性剧痛、坠胀感。女性直肠癌可侵及阴道后壁，引起白带增多；若穿透阴道后壁。则可导致直肠阴道瘘，可见粪汁及血性分泌物从阴道排出。

肛门指检可以发现 70% ~ 80% 的直肠癌患者，肛门指检能了解距肛门 7 ~ 8cm 段的病变。

第二章

消化道肿瘤的诊断

 什么是胃肠钡剂造影检查？

胃肠钡剂造影检查即上消化道钡剂造影检查，让受检者吞食糊状硫酸钡后，通过钡剂经食管到达胃、十二指肠部位的显影过程来进行上消化道疾病的诊断，因为钡剂不溶于水和脂质，所以不会被胃肠道黏膜吸收，对人体基本无毒性。

检查前 1 ~ 2d 停服不透 X 线或影响胃肠功能的药物，如碳酸铋、葡萄糖酸钙等。检查前 1d 吃少量易消化的食物，晚饭后禁食。胃潴留的患者检查前 1 晚洗胃，其目的是为了清除胃内容物，利于钡剂检查。进行全消化道钡剂检查，于检查日凌晨 2:00 服硫酸钡粉剂 100g，用温开水 200 ~ 300ml 调服。向患者解释吞食的钡剂对身体没有害处，不会被吸收，服后随大便排出体外。钡剂检查后 1 ~ 2d 会出现白色便，不必紧张。

 什么是 B 超检查？

B 超检查是利用超声波在人体内传播时反射信号的多少、强弱、分布规律来判断各种疾病的一种诊断方法。

1. 腹部 B 超检查前禁食 8h 以上，以保证胆囊、胆管内胆汁充盈，并减少胃肠内容物和气体的干扰。

2. 检查前 24h 禁食含脂肪食物，停用影响排空胆汁的药物。

3. 超声检查应在 X 线胃肠造影 3d 后、胆系造影 2d 后、钡剂检查次日进行。

4. 腹部胀气或便秘者，可服用消胀药物和睡前服用缓泻药，检查前先排便或灌肠。

5. 胃检查时应空腹或者饮用充盈剂 500 ~ 600ml。

6. 肠道超声检查前一日晚进流质，睡前服轻泻药，以便检查当日排尽大便。

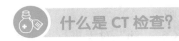
什么是 CT 检查？

　　根据人体不同组织对 X 线的吸收与透过率的不同，应用灵敏度极高的仪器对人体进行测量，然后将测量所获取的数据输入计算机，计算机对数据进行处理后，就可得到人体被检查部位的断面或立体的图像，发现体内任何部位的细小病变。CT 空间分辨率和定性诊断率高。

什么是 PET-CT 检查？

　　将 PET 与 CT 完美融为一体，由 PET 提供病灶详尽的功能与代谢等分子信息，而 CT 提供病灶的精确解剖定位，一次显像可获得全身各方位的断层图像，具有灵敏、准确、特异及定位精确等特点，可一目了然地了解全身情况。它能对肿瘤进行早期诊断和鉴别诊断。由于肿瘤细胞代谢活跃，摄取显像剂能力为正常细胞的 2 ~ 10 倍，形成图像上明显的"光点"，因此能发现隐匿的微小病灶（＞5mm）。PET-CT 检查可鉴别肿瘤有无复发，对肿瘤进行分期，寻找肿瘤原发灶和转移灶，指导肿瘤的治疗方案、疗效评价。

　　1. 检查前

　　（1）检查前 24h 不能喝酒，不做剧烈运动及长时间运动，清淡饮食。

　　（2）检查前 6h 开始禁食，禁饮含糖饮料，禁止静脉滴注葡萄糖液，可饮用少量清水，避免因血糖过高而影响检查时间及效果。

　　（3）糖尿病患者可正常服用降糖药。

　　（4）注射显像药物后应保持安静，不要走动，尽量避免与人交谈。

　　2. 检查后

　　（1）尽量多喝水，以利于显像剂尽快排出体外。

　　（2）检查后 10h 内不要接触孕妇和儿童。

什么是超声介入诊断？

　　超声介入诊断是超声诊断的一种方法，指在实时超声检测和引导下，完成各种穿刺活检、X 线造影及抽吸等操作，将抽出液体或组织进行实验室、细胞学和组织学检查，以达到诊断的目的。它具有操作简便、引导准确、无放射线损伤、无须造影剂等优点。

　　1. 腹部介入超声诊断前　患者空腹 8h，禁水 4h，根据医嘱在穿刺前 30min

给予止血药物，在护士的陪同下前往超声科行介入穿刺。

2. 腹部介入超声诊断后　卧床休息，禁食、禁水 6 ~ 8h，对于进行肝和胰腺穿刺的患者要禁食、水并卧床休息 24h，注意观察穿刺处有无渗血、渗液，患者的生命体征是否正常，有无腹痛、腹胀等症状，出现异常立即报告医师，给予积极处理。

 消化道肿瘤检查使用的内镜有哪些？

内镜检查在消化道肿瘤的诊断和治疗中占有非常重要的地位。通过内镜检查，能在直视下观察脏器内腔的改变，确定病变的位置和范围，并能直接采取细胞和活组织标本进行病理检查，以明确病变性质。消化道内镜包括食管镜、胃镜、十二指肠镜、小肠镜、肠镜等。

 什么是超声内镜检查？

超声内镜检查是内镜和超声相结合的消化道检查技术，将微型高频超声探头安置在内镜顶端，当内镜插入体腔后，在内镜直接观察消化道黏膜病变的同时，可利用内镜下的超声行实时扫描，获得胃肠道层次结构的组织学特征及周围邻近脏器的超声图像，从而进一步提高了内镜和超声的诊断水平。

 胃镜检查前后如何护理？

1. 检查前

（1）禁食：常规要求患者禁食 6 ~ 8h，禁水 4h。

（2）禁烟：胃镜检查前 3d 不要吸烟。

（3）做好相关的健康宣教。

（4）检查前应先做病毒性肝炎、梅毒、艾滋病等有关化验检查，避免交叉感染。

2. 检查后

（1）检查完毕应吐出唾液，检查后有明显腹胀感、嗳气较多，为正常现象，主要是检查时向胃内注入空气所致。

（2）因咽部麻醉，检查后咽部会有异物感，切勿剧烈咳嗽。

（3）因麻醉作用未消失，过早进食会使食物容易进入气管，故检查后 2h 方可进食、进水，如钳取活检组织送病理检查，需禁食、禁水 4h 后方可进食温凉半流质饮食，以免粗糙食物对胃黏膜创面摩擦，造成出血。

（4）检查后 1 ~ 4d 可能感到咽部不适或疼痛，但不影响饮食，可照常工作。

 肠镜检查前后如何护理？

1. 检查前

（1）前 3d 进食清淡少渣食物，检查前 1d 进半流质食物（稀饭、面条、汤、粥等），检查日禁食，检查前 3d 不吃瓜果、海带、豆制品等产气食物。

（2）检查前晚 18：00 给予口服乳果糖 2 袋，20：00 给予复方聚乙二醇电解质散 24 袋分 4 次口服，每 6 袋配制 750ml 温水的溶液服用，能耐受者需在 2h 内服完所有的复方聚乙二醇电解质散，不能耐受者服用的时间可适当延长，直至排出澄清无渣水样便为止。

（3）检查日晨禁食、禁水。

（4）无痛肠镜检查需要有患者家属陪同。

2. 检查后

（1）检查后 24h 内禁食辛辣食物，12h 内不能饮酒。

（2）如果无特殊情况，检查后 2 ~ 4h 可食用温凉饮食，内镜下取组织病理检查 4h 后进半流质饮食。

（3）检查后 1 ~ 2d，如有剧烈腹痛、腹胀、便血等应立即就医。

 消化道肿瘤检查方法有哪些?

1. 食管癌

（1）X 线造影检查：是最基本的显示食管病变的影像学检查方法，能较好地显示黏膜病变、肿瘤长度，动态观察管壁的运动状态，显示食管与周围组织的关系。但缺乏对食管检查的整体观，不能直观显示食管管壁的蠕动、扩张等形态及管壁边缘改变等。

（2）CT 及 MRI 检查：有助于显示食管管壁的厚度，壁内浸润范围、周围组织累及程度和淋巴结转移等。也有助于观察肿瘤最大横径及向两侧生长的范围，以更精确估计食管癌的分期。但对早期病变的显示有局限，无法观察黏膜病变及管壁蠕动，故一般用于筛选后确定手术方案及放射治疗计划的补充检查。

（3）确诊食管癌最常用的方法：是食管纤维光学内镜检查，活检并做病理组织学检查。食管镜检查可以直接观察肿瘤大小、形态和部位，为临床医师提供治疗的依据，同时也可在病变部位做活检或镜刷检查，在一定程度上提高了食管癌检查的安全性和精确性，以便进行更好的治疗。食管镜检查与脱落细胞学检查相结合，是食管癌理想的诊断方法。

2. 胃癌

（1）早期胃癌

①实验室检查：胃癌标志物、癌基因、胃癌单克隆抗体。

②内镜检查：对 40 岁以上有明显消化不良反应者常规做胃镜检查。

③放射学检查。

④超声内镜检查。

（2）胃癌：最基本的检查方法有胃镜检查和 CT 检查，胃镜检查主要用于取活检组织以定性是否有胃癌，而 CT 检查主要用于检测胃癌是否有转移。

3. 直肠癌　直肠指检（直肠癌）、直肠镜检查、癌胚抗原检查、气钡灌肠对比造影、B 超检查。

4. 胰腺癌

（1）血液检查：CEA。

（2）超声检查是首选方法，胰腺有实质性肿块，腺体外形不规则，超声检查能发现的胰腺肿瘤大都在 2cm 以上，小肿瘤难以查出。超声检查能发现胰管扩张、胆管扩张、胆囊肿大及肝转移。

（3）CT 检查：CT 检查可以发现约为 1cm 的肿瘤。

（4）逆行胰胆管造影（ERCP）对胰腺癌有一定诊断价值。胰管造影可发现胰管中断、狭窄、管壁脆硬扩张或移位，这些都可提示胰体尾部肿瘤的可能。

（5）经皮肝穿刺胆道造影适用于有梗阻性黄疸的胰腺癌患者，能清楚显示胆管梗阻部位及性质、胆管扩张程度，同时可见胆管下端充盈缺损、不对称狭窄或管壁脆硬等，有助于胰腺癌的诊断。

5. 神经内分泌瘤　血液生化指标、激素水平、肿瘤标志物检测、影像学检查等，如 CT、MRI、内镜超声、生长抑素受体显像、PET-CT、经皮经肝穿刺脾静脉分段取血、动脉造影及术中超声，可对肿瘤进行定位和分期，为治疗提供有效信息。

6. 肝癌　B 超检查、CT 检查、MRI 检查、放射性核素显像、选择性肝动脉造影。

第三章

外科治疗的护理

 肿瘤外科手术治疗的原则有哪些?

手术是肿瘤治疗的重要手段之一，特别是恶性肿瘤的早中期，手术是首选的治疗方法。但随着循证医学的发展，手术治疗也必须遵循一定的原则。

1. 以确切的病理诊断为依据，并结合临床表现选择手术类型，以及手术前后是否需要配合其他治疗手段等。

2. 手术适应证选择须慎重。肿瘤手术切除范围广，创伤大，尤其消化道肿瘤多为老年人，常伴有各种内科疾病，要充分权衡利弊。

3. 正确估计肿瘤的发展阶段，选择最佳手术方式。如早期肿瘤常较局限，患者一般状况较好，手术治疗效果亦好。而晚期患者往往已失去治愈性手术的机会，但可选择姑息性手术，缓解症状，改善生活质量，为后续治疗创造机会。

 肿瘤外科手术治疗的方法有哪些?

1. 治愈性手术　即根治性手术，指手术范围包括肿瘤全部及所在的器官或组织的大部、全部，必要时还需要将该部位周围的淋巴结整体切除，如胃癌根治术。

2. 姑息性手术　原发病灶或转移病灶切除达不到根治，而一些简单的手术可以防止和解除可能发生的症状，以提高生活质量。如大肠癌的改道或姑息性切除，防止梗阻和出血，食管癌不能进食患者做的胃造口术。

3. 重建和康复性手术　如乳房重建。

 外科手术根治度分为哪 3 级?

R0 级：切除后显微镜下无残留，即切缘阴性的完全切除，只有 50% 的患者能够在首次手术时获得 R0 切除。

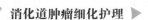

R1级：显微镜下有残留，即切缘阳性。

R2级：肉眼可见肿瘤残留，即肉眼阳性，但无远处转移。

 如何防止术中肿瘤细胞局部种植？

脱落的肿瘤细胞易在有外伤的组织创面上种植，因此手术时应注意以下几点：

1. 创面及皮肤切缘应用纱布垫保护好。

2. 肿瘤如有溃疡或菜花样外翻时应用纱布垫包裹，使其与正常组织隔离。

3. 切除范围要广，包括病变周围的正常组织。

4. 手术器械及手套被肿瘤污染时应立即更换。

5. 在解剖肿瘤邻近组织时，避免血液流出污染创面。

6. 手术结束应用抗肿瘤药物稀释液冲洗创面，可减少肿瘤细胞种植。

 消化道肿瘤手术如何护理？

1. 术前 消化道肿瘤手术具有切除范围广，手术时间长，患者年龄大，全身营养状况差等特点，除一般术前准备外，还应做好以下几方面。

（1）心理护理：肿瘤手术破坏性大，术后影响了某些部位正常功能，如直肠癌不能保肛的手术，患者及其家属顾虑会较多。

（2）患者体质的准备：消化道肿瘤患者常有不同程度的营养不良，术前需要全面评估。

（3）特殊手术部位准备：胃癌合并幽门梗阻的患者术前需要温盐水洗胃以减轻水肿，大肠癌术前需要充分的肠道准备等。

（4）术前健康教育：教会患者术后排痰、深呼吸、肢体活动的方法，以取得手术后的配合。

2. 术后

（1）消化道肿瘤手术多为全身麻醉手术，麻醉后的护理非常重要，注意密切观察生命体征，保持呼吸道通畅，避免患者躁动，妥善固定各种引流管。

（2）术后体位：麻醉清醒后，根据手术部位取适当体位，常规取半卧位，有利于引流。

（3）各种引流管护理：保持引流通畅，观察引流液的颜色及量，必要时根据医嘱进行冲洗。

（4）合理镇痛：避免因疼痛影响患者康复与休息。

（5）切口护理：注意观察敷料有无脱落、渗血渗液，保持干燥。

（6）营养支持：禁食期间采用全胃肠外营养补液，恢复饮食后注意指导患者饮食护理。

（7）早期下床活动：预防肺部并发症及静脉血栓等。

 手术后胃肠减压如何护理？

1. 妥善固定胃管、防止胃管滑脱　胃管固定床旁时应留足够长度，以免患者翻身或活动时将胃管拽出；若胃管不慎脱出，避免患者自行插回。

2. 保持胃管通畅　胃肠减压期间避免胃管因受压、扭曲、折叠而引流不畅。若胃管被堵塞，可用少量无菌生理盐水冲洗胃管。用注射器抽吸时不宜用力过大，以免负压过大使胃黏膜吸附于胃管孔上引起损伤。

3. 观察引流液的颜色、量和性状　正常胃液的颜色呈无色透明，混有胆汁时呈黄绿色或草绿色。若胃管引流通畅而引流胃液量逐渐减少，则提示胃肠蠕动恢复。

 为什么患者术后要早期下床活动？

术后如无禁忌证，应鼓励患者早期开始活动。早期活动能促进呼吸加速，有利于呼吸道分泌物的排出，鼓励患者定时做深呼吸，做有效的咳嗽和排痰，是为了预防肺不张和坠积性肺炎等肺部并发症，并促进肠蠕动，减轻腹胀，预防肠粘连。患者进行肢体的伸屈运动，促进血液循环，促进切口愈合，可预防深静脉血栓形成。但要注意有人陪护，活动范围和活动量视病情而定，注意防跌倒或碰伤。

 食管癌的转移方式有哪几种？

1. 直接扩散。

2. 淋巴转移。

3. 血行转移。

食管癌的手术方式有哪些?

目前食管癌的治疗主要有外科手术、放射治疗、化学治疗、靶向治疗等,早期以手术治疗为主,手术方式根据肿瘤位置、病理类型、有无淋巴结转移等分为根治性切除、姑息性切除、减瘤手术。

 如何护理食管癌手术患者?

1. 术前护理

(1)食管癌患者出现梗阻和炎症者,术前 1 周分次口服抗生素溶液可起到局部抗感染作用。

(2)术前 3d 改流质饮食,术前 1d 禁食。

(3)对进食后有滞留或反流者,术前 1d 晚给予生理盐水 100ml 加抗生素缓慢口服冲洗食管及胃,可减轻局部充血水肿,减少术中污染,防止吻合口瘘。

(4)拟行结肠代食管手术患者,术前 3 ~ 5d 口服肠道抗生素,如甲硝唑、庆大霉素或新霉素。术前 2d 进食无渣流食,手术前晚行清洁灌肠或全肠道灌洗后禁食、禁水。

(5)手术日晨起常规置胃管,通过梗阻部位时避免强行进入,以免穿破食管,可置于梗阻部位上端,待手术时直视下再置于胃中。

2. 饮食护理

(1)术后吻合口处于充血期,指导患者需要禁食禁饮 3 ~ 4d。

(2)禁食期间持续胃肠减压,遵医嘱给予静脉补充营养。

(3)术后 3 ~ 4d 待肛门排气,胃肠减压引流量减少后拔除胃管。

(4)停止胃肠减压 24h 后,若无呼吸困难、胸内剧痛、患侧呼吸音减弱及高热等吻合口瘘的症状,可开始进食。先试饮少量水,术后 5 ~ 6d 可给全清流质饮食,每 2 小时给 100ml,每日 6 次。术后 3 周患者若无特殊不适可进食普食。

(5)避免进食生、冷、硬食物,以免导致后期吻合口瘘。

(6)因吻合口水肿导致进食时呕吐者应禁食,遵医嘱给予静脉营养补充,待 3 ~ 4d 水肿消退后再继续进食。

(7)食管癌、贲门癌切除术后,可发生胃液反流至食管,患者可有呕吐、反酸等症状,平卧时加重,嘱患者饭后 2h 内勿平卧,睡眠时可将床头抬高。

（8）食管－胃吻合术后患者，由于胃拉入胸腔，肺受挤压而出现胸闷、进食后呼吸困难，应指导患者少量多餐，经 1～2 个月后，症状多可缓解。

3. 术后胃肠减压

（1）术后 3～4d 持续胃肠减压，妥善固定胃管，防止脱出。

（2）严密观察引流量、颜色、性状及气味并准确记录。术后 6～12h 可从胃管内抽吸出少量血性液或咖啡色液，以后引流液颜色逐渐变浅。若引流出大量鲜血或血性液，患者出现烦躁、血压下降、脉搏增快、尿量减少等，应为吻合口出血，须立即通知医师并配合处理。

（3）经常挤压胃管，避免管腔堵塞。胃管不通畅者，可用少量生理盐水冲洗并及时回抽，避免胃扩张使吻合口张力增加而并发吻合口瘘。

（4）若胃管脱出，应严密观察病情，不应盲目再插入，以免戳穿吻合口，造成吻合口瘘。

4. 术后肺不张

（1）密切观察患者的呼吸形态、频率、节律，听诊双肺呼吸音是否清晰，有无缺氧症状。

（2）对气管插管者应及时吸痰，保持气道通畅。

（3）术后第 1 日，每 1～2 小时鼓励患者深呼吸、吹气球、使用深呼吸训练器，促使肺膨胀。

（4）痰多、咳痰无力的患者若出现呼吸浅快、发绀、呼吸音减弱等痰梗阻现象时，应立即行鼻导管深部吸痰，必要时行纤维支气管镜吸痰或气管切开吸痰。

（5）胸腔闭式引流者注意维持引流管通畅。

 如何护理食管癌术后吻合口瘘？

1. 发生因素

（1）食管的解剖特点：如无浆膜覆盖、肌纤维呈纵行走向，易发生撕裂。

（2）食管血液供应呈节段性，易造成吻合口缺血。

（3）吻合口张力过大。

（4）患者自身因素如感染、贫血及低蛋白血症。

2. 护理

（1）术后一旦出现吻合口瘘，应立即嘱患者禁食。

（2）协助医师行胸腔闭式引流并常规护理。

（3）遵医嘱给予抗感染治疗及肠外营养支持。

（4）严密观察患者生命体征，若出现休克，应积极抗休克治疗。

（5）需再次手术者应积极配合医师完善术前准备。

 结肠代食管术后如何护理？

1. 保持结肠袢内的减压管通畅。

2. 密切观察患者腹部体征，发现异常及时处理。

3. 若从减压管内吸出大量血性液或呕吐大量咖啡样液伴全身中毒症状，应为代食管的结肠袢坏死，要及时进行抢救。

4. 结肠代食管后因结肠逆蠕动，患者常嗅到粪便气味，向患者解释原因，指导其注意口腔卫生。

 胃癌的危险因素有哪些？

1. 饮食：长期食用霉变食物、霉制食品、咸菜、烟熏和腌制的食物及高盐食品。

（1）含致癌物：如亚硝酸类化合物、真菌毒素、多环烃类等食物。

（2）含有致癌物前体：亚硝酸盐的食物。

（3）含有促癌物：如长期高盐饮食。

2. 吸烟与饮酒。

3. 幽门螺杆菌感染。

4. 胃的癌前疾病与癌前病变。

（1）胃的癌前疾病：发生胃癌危险性明显增加的临床情况，如慢性萎缩性胃炎、胃溃疡、胃息肉、残胃等。

（2）胃的癌前病变：容易发生癌变的胃黏膜病理组织学变化，但其本身尚不具备恶性改变，主要是上皮内瘤变。不典型增生是癌变过程中必经的一个阶段，即正常组织—增生组织—不典型增生组织—原位癌—浸润癌。

5. 遗传因素：如胃癌患者的一级亲属。

 胃癌的主要临床表现有哪些？

胃癌早期常无特异的症状，甚至毫无症状。随着肿瘤进展，影响胃的功能时才出现较明显的症状，但症状也不是胃癌所特有的，与胃炎、溃疡病等胃慢性疾病相似，有时甚至出现明显的腹部包块、腹水、肠梗阻等才被诊断。其主要症状为上腹痛或不适、消瘦、食欲缺乏，其他如恶心、呕吐、上消化道出血、黑粪、恶病质等。

早期胃癌是指病变仅累及黏膜层及黏膜下层，但不侵及胃壁的肌层，且不论有无淋巴结转移。其中，小早期胃癌是指癌肿范围在 1.0cm 以下的病变；微小胃癌是指癌灶范围 <0.5cm 的早期胃癌，病变的浸润深度多在黏膜层，约 10% 可达黏膜下层。

胃癌转移扩散的途径有直接浸润、淋巴转移、血行转移及种植转移等。

 胃癌诊断的主要方法有哪些？

1. 胃镜

（1）可以直接观察病变部位并在可疑部位直接钳取小块组织做病理组织学检查。

（2）胃镜观察范围较大，从食管到十二指肠都可以观察及取活检，可以提高早期胃癌的检出率。

（3）超声内镜是目前对胃癌 T 分期和 N 分期判断准确率最高的胃癌术前分期手段。

2.X 线钡剂、腹部 CT 及磁共振、PET–CT 等。

3. 临床常用的胃癌标志物主要有 CEA、CA19–9 等，但特异性不强，需要联合检测。

4. 腹腔镜探查

（1）可以发现腹壁、网膜或盆底的微小转移灶，避免患者接受不必要的剖腹探查。

（2）可以进行腹腔灌洗，将灌洗液送细胞学检查。

（3）可以发现腹腔内游离的肿瘤细胞，有助于准确分期，为后期治疗方案的选择提供依据。

 临床内镜下进展期胃癌常用什么分类方法？

进展期胃癌最实用的是 Borrmann 分类法，分为 4 型。

1.Borrmann Ⅰ 型　　即肿块型，无溃疡的腔内生长的息肉型癌。

2.Borrmann Ⅱ型　即溃疡型，中心部为溃疡，边缘为界线清楚的环形肿块。

3.Borrmann Ⅲ型　即溃疡浸润型，伴有溃疡的浸润型肿块，边界不清。

4.Borrmann Ⅳ型　即弥漫浸润型，主要在黏膜下，可形成局部溃疡，广泛弥漫的肿瘤则称为"皮革胃"。

 如何预防乳糜胸的发生？

1.加强观察　注意观察患者有无胸闷、气急、心悸，甚至血压下降。

2.协助处理　若诊断成立，迅速处理，即置胸腔闭式引流，及时引流出胸腔内乳糜液，使肺膨胀，并给予肠外营养支持。

 进展期胃癌的根治术有哪几种术式？

主要包括胃癌远端根治术、胃癌近端根治术、全胃切除术。如果侵及周围脏器者，应行切除脏器的胃癌扩大根治手术。

胃切除术联合 D2 淋巴结清扫术是胃癌根治术的标准术式，应遵循：

1.充分切除原发癌灶，经腹切除全胃的 2/3 以上。

2.彻底清扫胃周围淋巴结，达到 D2 标准。

3.完全消灭腹腔游离癌细胞和微小转移灶。Ⅱ和Ⅲ期胃癌即使接受根治术后仍有 60% 的机会复发。

D2 淋巴结清除根治术将胃周淋巴结分为一、二、三、四站淋巴结，胃癌根治术分别清除一、二、三、四站淋巴结的手术，术式称 D1、D2、D3、D4，通过大量的数据统计，D2 术式是目前临床上的典型术式。D 仅指淋巴结清除范围，与手术根治度无关。

 Billroth Ⅰ式与 Billroth Ⅱ式吻合术有何优缺点？

1.Billroth Ⅰ式吻合术　行胃癌远端根治术时，重建消化道将残胃与十二指肠端端吻合。Billroth Ⅰ式吻合术比较符合生理特点，反流性胃炎和残胃癌的发生较少，原则上尽可能采用，临床上容易出现吻合口漏。

2.Billroth Ⅱ式吻合术　胃癌远端根治术中，重建消化道将残胃与近端空肠吻合，十二指肠残端缝合。胃癌根治术的患者常因肿瘤侵及幽门或十二指肠，宜行 Billroth Ⅱ 式吻合术，患者术后容易出现倾倒综合征等。

 胃姑息性手术有哪几类?

姑息手术的目的是减轻患者的肿瘤负荷，解除患者的症状，如幽门梗阻、消化道出血、疼痛或营养不良。胃癌姑息手术方式主要：姑息性胃切除术，即切除主要的癌灶；旁路手术，如胃肠吻合术；造口，如空肠造口术。

 进展期胃癌姑息手术的优点有哪些?

1.只要患者全身条件允许，局部病变可切除，尽量切除原发病灶，即做肿瘤减量手术。

2.可以减轻机体的免疫负荷，改变机体与肿瘤的比势，为以后综合治疗创造条件，改善患者的生存质量。

3.对于幽门梗阻而病变又不能切除者，可行胃肠吻合，从而可以提高患者的生存质量。

 胃癌术后如何护理?

1.胃肠减压　有效的胃肠减压可防止胃肠道内积气、积液，减轻胃肠道内压力，有利于术后胃肠吻合口愈合和胃肠功能的恢复。

2.保持腹腔引流管通畅

（1）妥善固定引流管，患者卧床时引流管固定于床旁，起床时固定于上身衣服，引流管的长度要适宜，过短则易在患者活动时脱出，过长则易扭曲。

（2）保留引流通畅，确保有效负压吸引，防止引流管被血细胞凝集块堵塞，避免引流管受压、扭曲和折叠。

（3）观察和记录引流液的颜色、量和性状：若术后数日腹腔引流液变浑浊并带有异味，同时伴有腹痛和体温下降后又上升，应怀疑腹腔感染，需要及时通知医师。

（4）严格无菌操作，每日更换引流袋，防止感染。

3.喂养管的护理

（1）妥善固定喂养管，防止滑脱、移动、扭曲和受压；保持喂养管通畅，防止营养液沉积堵塞导管，每次输注营养前后用生理盐水或温开水 20 ～ 30ml 冲管，输注过程中每 4 小时冲管 1 次。

（2）控制输入营养液的温度、浓度和速度：营养液温度以接近体温为宜，温度偏低会刺激肠道引起肠痉挛，导致腹痛、腹泻；温度过高则可灼伤肠道黏膜，甚至可引起溃疡或出血；营养液浓度过高或速度过快易诱发倾倒综合征。

（3）观察患者有无恶心、呕吐、腹痛、腹泻、腹胀和水、电解质紊乱等并发症。

4. 顽固性呃逆

（1）保持有效胃肠减压，抽吸胃内积气、积液。

（2）压迫眶上缘。

（3）必要时给予穴位针灸治疗。

（4）采取其他有效措施分散患者注意力。

（5）遵医嘱给予镇静药或解痉药，以增加患者的舒适度。

5. 术后饮食护理　患者肠蠕动恢复后可拔除胃管，拔胃管后当日可少量饮水或米汤；第 2 日进半量流质饮食，每次 50 ～ 80ml；第 3 日进全量流质饮食，每次 100 ～ 150ml，以蛋汤、菜汤为宜；若进食后无腹痛、腹胀等不适，第 4 日可进食半流质饮食，如稀饭；第 10 ～ 14 日可进软食。指导患者少食产气的食物，忌生、冷、硬及刺激性食物，并注意少量多餐，开始时每日 5 ～ 6 餐，以后逐渐减少进餐次数并每次增加进餐量，逐渐恢复正常饮食。全胃切除后，肠管代胃容量较小，开始全流质饮食时宜少量、清淡，每次饮食后观察患者有无腹痛不适。

6. 严密观察病情　及时发现胃癌术后早期并发症。

（1）术后出血。

（2）十二指肠残端破裂。

（3）胃肠吻合口破裂或瘘。

（4）残胃蠕动无力。

（5）术后梗阻。

7. 全胃切除术后营养障碍　铁和维生素 B_{12} 吸收障碍所致的贫血，钙吸收不良所指的骨代谢障碍。

 胃癌术后为什么要进行肠外营养支持？

患者术后胃肠减压期间引流出大量含有各种电解质，如钾、钠、碳酸盐等胃肠液，加之患者禁食，易造成水、电解质、酸碱失衡及营养缺乏。因此术后需要及时输液补充患者所需的水、电解质和营养素，必要时输血清蛋白或全血，以改善患者的营养状况，促进伤口愈合，同时应详细记录 24h 出入液量，为合理输液提供依据。

 胃肠造瘘术后如何护理?

严密观察造瘘管周围有无渗出液或漏出液，由于胃液对皮肤刺激性较大，若有液体渗出及时更换敷料，并在造瘘口周围涂抹氧化锌软膏或覆盖凡士林纱布保护皮肤以防发生皮炎。妥善固定用于管饲的暂时性或永久性胃造口管，防止脱出或阻塞。每次管饲前后应用温水冲洗管腔，避免管腔阻塞。

 如何护理早期倾倒综合征?

1. 倾倒综合征表现　由于胃大部分切除术后失去了对胃排空的控制，导致胃排空过速所产生的一系列综合征。

（1）早期倾倒综合征：术后 2～3 周，有部分患者在进食甜食 10～20min，或进食大量食物后食物骤然进入小肠，出现剑突下不适、心悸、上腹饱满、恶心、呕吐、头晕、乏力、出汗、衰弱、血压稍高、面色苍白，甚至虚脱，常伴有肠鸣和腹泻等不适症状，一般休息 10～20min 可以缓解。多数患者可以在术后 6个月到 1 年自愈。

（2）晚期倾倒综合征：餐后 2～4h 患者出现头晕、心慌、出冷汗、脉搏细弱及虚脱等临床表现。

2. 护理

（1）指导患者通过饮食加以调整，包括少食多餐，避免过甜、过咸、过浓的流质饮食。

（2）宜进低糖类、高蛋白饮食，餐时限制饮水喝汤。

（3）进餐后平卧 10～20min。

 如何护理胃排空障碍?

1. 原因　胃癌根治术后残胃蠕动无力可导致胃排空障碍，可能有以下 3 方面的原因。

（1）含有胆汁的十二指肠液进入残胃，干扰残胃功能。

（2）输出袢空肠麻痹，功能紊乱。

（3）与变态反应有关。

2. 护理

（1）禁食、胃肠减压，记录出入水量。

（2）维持水、电解质和酸碱平衡，给予肠外营养支持，纠正低蛋白血症。

（3）对于因残胃蠕动无力所致的胃排空障碍患者，应用促胃动力药，如多潘立酮。

（4）加强心理护理，缓解术后因长时间不能进食所致的焦虑不安或抑郁。

（5）若经非手术处理，梗阻的症状仍不能缓解，应做好手术处理的各项准备。

如何观察胃癌术后出血？

1. 病情观察　严密观察患者的生命体征，包括血压、脉搏、呼吸、神志和体温变化情况。

（1）胃大部分切除后，有少许暗红色或咖啡色胃液自胃管抽出，一般24h内不超过300ml，且逐渐变浅变清。

（2）若发生在胃癌术后24h以内的出血，多属术中止血不确切。若术后短期内不断从胃管引流出新鲜的血液，24h后仍未停止，甚至出现呕血和黑粪，系术后出血。

（3）若胃癌术后4 ~ 6d发生的出血，系为吻合口黏膜坏死脱落所致。若胃癌术后10 ~ 20d发生的出血，与吻合口缝线处感染、腐蚀血管有关。

2. 禁食和胃肠减压　指导患者禁食。维持有效的胃肠减压，避免腹压过大损伤胃黏膜。

3. 腹腔引流液的观察　观察和记录腹腔引流液的量、颜色和性状。

4. 止血和输血　若患者术后发生胃出血，应及时给予止血药物和输注新鲜血液，或用冰生理盐水洗胃。

如何观察胃根治术后吻合口破裂或瘘？

胃肠吻合口破裂或瘘是胃癌根治术后严重的并发症之一，与吻合口缝合不当、吻合口张力过大、局部组织供血不足有关，以贫血、低蛋白血症和伴组织水肿者易发生。多发生在胃癌术后3 ~ 7d，表现为体温升高、上腹部疼痛及腹膜刺激征，胃管引流量突然减少而腹腔引流管引流量突然增加，引流管周围敷料可被胆汁浸湿。

 原发性肝癌的手术方式是什么？

手术切除是目前治疗肝癌最有效的方法。局限于一叶，瘤体直径 < 5cm，行超越癌边缘 2cm、非规则的肝切除与解剖性肝切除，可获同样的治疗效果。伴有肝硬化时应避免肝三叶的广泛切除。

 如何护理肝癌术后出血？

严密观察患者病情变化，术后 48h 内应有专人护理，动态观察患者的生命体征变化。注意体位与活动，手术后患者血压平稳，可置半卧位，为防止术后肝断面出血，不鼓励患者进行早期活动。术后 24h 内卧床休息，避免剧烈咳嗽，以免引起术后出血。密切观察引流液，肝叶切除后，肝断面与手术创面有少量渗出，手术后当日可从肝旁叶引流管引流出血性液体 100 ~ 300ml，若血性液体增多，应警惕腹腔内出血。若明确为凝血机制障碍性出血，可遵医嘱给予凝血酶原复合物、凝血因子 I、输新鲜血液、纠正低蛋白血症。若短时间内或持续引流较大量的血液，或经输血、输液，患者血压、脉搏仍不平稳时，应做好再次手术止血的准备。

 肝动脉化学治疗栓塞术中、术后如何护理？

1. 术中配合

（1）密切观察患者有无恶心、心慌、胸闷、皮疹等过敏反应，监测血压变化。

（2）注射化学治疗药物后密切观察患者有无恶心、呕吐等上消化道症状，根据症状给予相应药物。

（3）观察患者有无腹痛，如疼痛剧烈，患者不能耐受，可遵医嘱对症处理。

2. 术后护理

（1）发热：由被栓塞的肿瘤细胞坏死吸收引起，一般为低热，若体温高于38.5℃。可遵医嘱给予物理或药物降温。

（2）肝区疼痛：多因栓塞部位缺血坏死、肝体积增大、包膜紧张所致，必要时可适当给予镇痛药。

（3）恶心呕吐：为化学治疗药物反应，可给予甲氧氯普胺、氯丙嗪等。当白细胞计数 $< 4 \times 10^9/L$ 时，应暂停化学治疗，并应用升白细胞药物。

（4）介入治疗术后嘱患者大量饮水，减轻化学治疗药物对肾的毒副作用，观察患者的排尿情况。

 ## 经皮肝胆引流术后留置引流管如何护理?

1. 保持引流管通畅，避免扭曲、受压、折叠和滑脱，定期从引流管的近端向远端挤压，每天更换引流袋，保持引流管始终低于伤口，以防胆汁逆流。

2. 妥善固定引流管，应用缝线或弹力胶布将胆道引流管妥善固定于腹壁，做好患者自我保护引流管的健康教育，如从引流管侧上下床、翻身时动作不宜过大，避免引流管脱拉。

3. 在引流管与皮肤间垫一条形棉垫，使皮内与皮外管成最大钝角以防止管道打折；对躁动及意识不清的患者，应采取相应的防护措施，防止导管脱出。

4. 防止逆行性感染，尽量采取半坐或斜坡卧位，以利于胆汁引流，平卧时引流管的远端不可高于腋中线，坐位、站立或行走时不可高于穿刺口，以防止胆汁逆流而引起感染。

5. 更换引流袋时严格执行无菌技术操作。引流管周围皮肤覆盖无菌纱布，并保持局部清洁干燥，如有渗血、渗液及时更换，以防止胆汁浸润皮肤而引起炎症反应和穿刺口感染。

 ## 内镜下逆行胰胆管造影术如何护理?

1. 术前

（1）一般护理：指导患者术前禁食、禁水 8h；常规完善相关辅助检查；询问患者有无碘过敏史，做碘过敏试验，备齐造影剂及术前用药；指导患者衣物不得太厚，除去金属物品及其他影响造影的衣物。指导患者术中如何配合。

（2）宣教：告知患者内镜下逆行胰胆管造影术的目的、要求及配合，介绍造影术的治疗方法、预后及注意事项；嘱患者晚餐勿食用辛辣、硬食及刺激性食物、餐后禁饮食；针对患者的各种心理变化，进行认真分析，实施有效的心理护理，使患者的精神压力降至最低；告知患者对血常规和血、尿淀粉酶检验的配合方法。

（3）了解患者全身情况，完善各种相关检查、检验；常规更换病号服、佩戴腕带，测量生命体征；留置静脉留置针，保证手术的静脉液路通畅；准备术中用药，填写相关资料。

2. 术后

（1）指导患者禁食，卧床休息。

（2）了解患者心理、休息、睡眠情况及需求。指导患者通过做深呼吸、听音乐减轻焦虑，稳定情绪。

（3）如留置鼻胆管，不可随意拉扯。

（4）告知患者使用药物的名称、剂量、作用及不良反应，观察治疗效果，做好疾病知识宣教。

（5）监督并协助患者正确留取各种标本送检。

什么是壶腹周围癌、胆囊癌、胆管癌？

1. 壶腹周围癌　发生于胆总管末端、壶腹部及十二指肠乳头附近的癌肿，主要包括壶腹癌、胆总管下端癌和十二指肠癌。壶腹周围癌的主要临床表现包括：黄疸、胃肠道出血、腹痛等。十二指肠乳头癌首发症状是黄疸，是由于肿瘤阻塞壶腹部所致。

2. 胆囊癌　主要临床表现为间断右上腹闷痛或消瘦。胆囊癌治疗原则是早发现，早诊断，及时进行手术根治切除。化学治疗及放射治疗效果均不理想。

3. 胆管癌　主要临床表现是进行性无痛性黄疸。手术切除肿瘤是胆管癌治愈的主要治疗手段，根据肿瘤存在的部位采取不同的手术方法。

如何观察胆瘘、胰瘘？

1. 胆瘘　多发生在术后 5 ~ 10d；表现为发热、右上腹疼痛、腹肌紧张及腹膜刺激征；T 管的引流量突然减少，可沿腹腔引流管或腹壁伤口溢出胆汁样液体。

2. 胰瘘　多发生在胰腺癌和壶腹周围癌术后 1 周左右；表现为突然腹痛、持续胀痛、发热；腹腔引流管或伤口流出清亮液体，引流液检测有淀粉酶。

直肠癌手术方式有哪几种？

1. 根治术　右半结肠切除术、左半结肠切除术、乙状结肠癌的根治切除。

2. 局部切除术　适用于早期瘤体小、局限于黏膜或黏膜下层、分化程度高的直肠癌。

3.Miles 术　适用于腹膜反折以下的直肠癌。

4.Dixon 术　适用于距齿状线 5cm 以上的直肠癌。

5.Hartmann 术　适用于全身状况很差，不能耐 Miles 术或急性梗阻不宜行 Dixon 术的直肠癌患者。

 大肠癌术前如何进行肠道准备？

常规术前 3d 开始，嘱患者进流质饮食，术前晚餐禁食。术前 1d 口服复方聚乙二醇电解质散，共 4 盒，每盒内 6 包 A 剂和 B 剂溶于 750ml 温水中，每 30 分钟内服用 750ml，2h 内喝完，如排泄不彻底，再视情况给予灌肠。

 什么是肠瘘？

1.肠外瘘　肠腔通过瘘管与体表相通。肠外瘘又可根据瘘口的形态分为管状瘘及唇状瘘。前者是肠外瘘中较常见的类型，是指肠壁瘘口与腹壁外口之间存在一瘘管；后者为肠壁直接与皮肤粘连，瘘口处肠黏膜外翻成唇状。

2.肠内瘘　肠腔通过瘘管与腹内其他脏器或肠管相通，如胆囊横结肠瘘、直肠膀胱瘘、直肠阴道瘘和直肠空肠瘘。

3.按肠瘘的日排出量分型

（1）高流量瘘：每天排出消化液 > 500ml。

（2）中流量瘘：每天排出消化液 200 ~ 500ml。

（3）低流量瘘：每天排出消化液在 < 200ml。

 如何护理肠瘘的患者？

1.腹膜炎期及腹腔脓肿期　肠瘘是比较严重的并发症，如处理不当，可导致患者死亡。

（1）纠正水、电解质及酸碱平衡失调，根据患者每天的出入液量、脱水的程度和性质、尿量、血电解质及血气分析检测的结果及时调整和补充液体、电解质，以维持内环境的平衡。

（2）控制感染：根据肠瘘的部位及常见菌群或药敏试验结果合理应用抗生

素。必须保持有效的冲洗和引流，腹膜炎期在瘘口旁置双腔套管行负压引流及腹腔灌洗术。已形成脓肿者可在B超定位引导下穿刺或手术引流，以消除感染灶、促进组织修复和瘘管愈合。

（3）营养支持：早期应禁食，给予完全肠外营养。待腹膜炎控制、肠蠕动恢复、瘘口流出量明显减少且肛门恢复排便时，即可逐渐改为肠内营养和经口饮食。

（4）抑制肠道分泌：采用抑制肠道消化液分泌的机制以抑制胃酸、胃蛋白酶、胃泌素的分泌和胰腺外分泌，抑制胃肠的蠕动，达到降低瘘的排出量，减少液体丢失的目的。

（5）回输引流：将引流出的肠液收集在无菌容器内，经处理后再经空肠造口管输入患者肠道，以恢复消化液的胃肠循环及胆盐的肝肠循环，从而减少水、电解质和消化酶的丢失、紊乱及并发症。

2. 瘘管形成期

（1）加强营养：应视瘘口位置和漏出量选择不同途径和方式的营养支持，包括胃肠外营养、肠内营养和经口饮食。

（2）堵塞瘘管：在内环境稳定、营养状态改善后，瘘口可自行愈合。无法愈合者，可在控制感染后采取堵塞瘘管的方法，阻止肠液外流，以促进瘘口自行愈合。

（3）手术治疗：在肠瘘发生 2～3 个月后，经非手术治疗瘘口仍不能自行封闭时，应进行手术修复。

3. 肠外瘘口周围皮肤的护理　应及时清洁瘘口周围的皮肤并保持干燥，局部涂以氧化锌软膏或用皮肤保护粉加以保护，以免皮肤破损继发感染。

如何护理肠瘘行腹腔灌洗？

通过腹腔灌洗可稀释浓稠的肠液，减少其对周围组织的刺激，同时有利于保持负压的吸引。

1. 一般每天的灌洗量为 2000～4000ml，速度为 40～60 滴/分，若引流液量多且黏稠，可适当加大灌洗的量及速度。

2. 在瘘管形成、肠液溢出减少后，灌洗量可适当减少。

3. 灌洗液以等渗的生理盐水为主，若有脓腔形成或腹腔感染严重，灌洗的等渗生理盐水内可加入敏感抗生素。

4. 灌洗时注意保持灌洗液的温度在 30～40℃，避免过冷所造成的不良刺激。

如何对大肠癌术后造口患者进行饮食指导?

1. 进食易消化、清洁饮食。
2. 避免进食刺激性、有气味或胀气食物。
3. 以高热量、高蛋白、丰富维生素的少渣食物为主。
4. 避免食用可致便秘食物。

 结肠癌术后如何护理?

1. 切口皮肤:嘱患者取侧卧位,腹壁切口与造瘘口间用塑料薄膜隔开;切口渗出多时,应及时清除并更换渗湿的敷料;避免造口排泄物污染腹壁切口,导致感染。密切观察局部切口有无充血、水肿、剧烈疼痛,若发生异常及时进行相应处理。

2. 出现腹痛、腹膜炎、腹腔脓肿等吻合口瘘的体征及症状时应给予禁食、胃肠减压、腹腔灌洗及引流、肠外营养支持等。

 为什么结肠癌术后结肠造口易发生狭窄?

结肠癌术后由于瘢痕挛缩,可引起造口狭窄。临床上表现出腹痛、腹胀、恶心、呕吐、停止排气和排便等肠梗阻症状。

为了避免造口狭窄,在造口拆线、愈合后,可定时用食指、中指扩张造口。

 如何选择与安放人工肛门袋?

根据患者情况及造口大小选择适宜的肛门袋;清洁造口及周围皮肤并待其干燥后,除去肛门袋底盘的粘纸,对准造口紧贴周围皮肤,袋口的凹陷与底盘扣牢,袋囊朝下,尾端反折,并用外夹关闭;必要时用弹性的腰带固定人工肛门袋。

 如何护理术后留置尿管的患者?

术后导尿管放置的时间为 1 ~ 2 周。注意保持尿道口的皮肤清洁,并清洗会阴部。留置导尿期间应注意保持导尿管通畅，避免扭曲、受压。严密观察引流出尿液的性质，若出现脓尿、血尿等情况应及时进行处理。拔管前先试行夹管，每 4～6 小时或有尿意时开放，以训练膀胱肌的舒缩功能，防止排尿功能障碍。

 什么是胃肠肿瘤造瘘口？

在手术过程中将病变的肠段切除，将一段肠管拉出连接到体表的开口，用于排泄粪便。其作用就是代替原来的肛门行使排便功能，实际上就是粪便出口的通道，对整体的消化功能影响不大。

1. 分类

（1）按用途分类

①临时性造瘘口：通常用于急诊手术、肠道准备不充分者。临时性造瘘口也可用于为防止粪便刺激而改道，促进吻合口局部愈合，临时性造瘘口在肠功能恢复正常时可以被回纳。

②永久性造瘘口：通常用于因疾病因素导致肠功能吸收、排泄功能减弱或丧失时，最常见的原因有低位直肠癌和炎性肠病。

（2）按术式分类：单腔造瘘口、双腔造瘘口、袢式造瘘口。

（3）按位置分类：小肠造瘘口（空肠造瘘口、回肠造瘘口）、大肠造瘘口（盲肠造瘘口、升结肠造瘘口、横结肠造瘘口、降结肠造瘘口、乙状结肠造瘘口）。临床常见的多为结肠造瘘口，因治疗需要，把一段结肠肠管拉出腹腔，并将其开口缝合于腹壁切口上以排泄粪便。

2. 正常造瘘口的形态 肠造瘘口所使用的肠段的黏膜，与口腔黏膜相似，色泽红润，有光泽，温暖。

（1）肠造瘘口手术后早期：造瘘口黏膜水肿，色泽深红，排泄物多为黏液状，且次数也较多。

（2）手术后期：黏膜水肿消退，造瘘口大小也将缩小，色泽恢复正常如口腔黏膜。排便次数减少。这时主要注意造瘘口周围的皮肤状况，如有无红肿及溃疡等。

 如何护理肠造瘘口的患者？

1. 剥除造瘘口袋 一手按压皮肤，一手轻揭造瘘口袋，自上而下慢慢将底盘撕除，如撕除困难则可用湿纱布浸润底盘再撕造瘘口袋。

2. 清洁造瘘口及周围皮肤 使用外用生理盐水棉球清洗造瘘口及周围皮肤，

禁用消毒剂及强碱性肥皂液清洗，然后用干纱布吸干皮肤水分。造瘘口缝线拆除后用清水清洗即可。

3. 测量造瘘口大小　用造瘘口袋测量板测量造瘘口的大小，然后用笔将尺寸画在造瘘口底板上。

4. 剪裁　造瘘口袋底板剪裁的大小应以造瘘口的形状或大小为标准，再加2～3mm。剪裁合适后用手指将底板的造瘘口圈磨光，将贴在底板上的保护纸揭去，先轻轻按压造瘘口边上的底板，再从下至上按压造瘘口底板的外围，使之与皮肤紧密粘贴。

 ## 造瘘口常见并发症如何护理?

1. 造瘘口水肿
（1）轻度：术后2～5d可见造瘘口黏膜水肿，一般不必处理。
（2）重度：造瘘口黏膜水肿加重，呈灰白色，则应检查造瘘口血供是否充足，并用生理盐水或呋喃西林溶液持续湿敷，必要时加用生物频谱仪外照射。

2. 造瘘口出血　常发生在术后72h。
（1）毛细血管及小静脉出血：可用棉球或纱布稍加压迫止血，或用1‰肾上腺素溶液浸湿的纱布压迫或用云南白药粉外敷。
（2）小动脉出血：应拆开1～2针黏膜皮肤缝线，找寻出血点加以钳扎，彻底止血。

3. 造瘘口缺血坏死　如造瘘口黏膜变暗红色后变紫色，甚至黑色，失去光泽时，要警惕造瘘口坏死，是肠造瘘口早期最严重的早期并发症，发生在24～48h，后期由于造瘘口底盘裁剪过小或坚硬也会导致坏死，如坏死仅几毫米，允许继续严密观察。如坏死达筋膜全层，应立即急诊手术，切除坏死肠段，重做造瘘口。

4. 造瘘口黏膜皮肤分离　肠造瘘口处黏膜与腹壁皮肤的缝合处分离，常发生在造瘘口手术早期。主要原因是组织愈合差，造瘘口局部缺血坏死，肠造瘘口黏膜缝线脱落，肠造瘘口处黏膜与腹壁皮肤的缝合处感染，形成脓肿。
（1）用棉签探查皮肤黏膜分离创口的深度，分离较浅者，使用0.9%生理盐水将分离处彻底冲洗干净，拭净，使用海藻类敷料或亲水性敷料类粉剂，用防漏膏或防漏条进行皮肤遮挡，使用一件式造瘘口袋，每2天更换造口袋，有渗漏随时更换。
（2）分离较深者，使用0.9%生理盐水将分离处彻底冲洗干净，拭净，填塞高吸收性敷料，如海藻类敷料或亲水性纤维敷料，用防漏膏、防漏条行皮肤遮挡，使用二件式造瘘口袋，每天更换造瘘口袋，有渗漏随时更换。

（3）给予禁食：以减少排泄物。营养补充，如 TPN（完全胃肠外营养），抗感染治疗。

5.造瘘口回缩　造瘘口内陷低于皮肤表层，容易引起渗漏，导致造瘘口周围皮肤损伤。

（1）主要原因：肠游离不充分，产生牵拉力，肠系膜过短，造瘘口周边缝线固定不足或过早脱落，造瘘口周边愈合不良，引致瘢痕组织形成，袢式造瘘口的支架管过早除去。

（2）护理措施：非严重病例选用凸面用品，乙状结肠造瘘口皮肤有持续损伤者，可考虑结肠造瘘口灌洗，皮肤有损伤者，可用皮肤保护粉或无痛保护膜。

6.造瘘口脱垂　肠管由造瘘口内向外翻出，可由数厘米至 10 ~ 20cm。造瘘口脱垂多发生于袢式造瘘口，脱出的部分往往为造瘘口的远程肠袢。

（1）主要原因：肠管固定于腹壁不牢，腹壁肌层开口过大，腹压增高，造瘘口脱垂。

（2）护理措施：选用正确尺寸的造瘘口袋，能容纳脱垂造瘘口，选用一件装造瘘口袋、较软的护肤胶，避免增加腹压的运动，指导患者正确度量造瘘口及遵循贴袋步骤，减少更换次数，不宜选用两件式造瘘口袋，并避免出现肠梗阻、肠坏死等症状，严重者需要手术治疗。

7.造瘘口狭窄　原因多为术后瘢痕挛缩所致，可有停止排便、排气等症状，常与造瘘口回缩有关。

（1）轻度狭窄：可每日扩肛 2 次直到能插入食指第二节为止。一般肠造瘘口术后 2 ~ 3d 开始，食指戴手套，涂润滑剂，轻轻插入造瘘口 2 ~ 3cm，停留 5 ~ 10min，注意手指插入后不应做旋转，以免造瘘口黏膜出血，每天 1 次，避免暴力，定期灌肠。

（2）重度狭窄：切开或切除造瘘口周围瘢痕组织，重新缝合肠壁与皮肤边缘。

8.造瘘口旁疝　原因与肠造瘘口技术有关，如造瘘口腹壁孔开得太大，腹膜同造瘘口管间的间隙缝合不严密，腹壁薄弱，合并慢性腹内压增高的疾病，长期便秘。处理时要求患者减轻腹压，术后 6 ~ 8 周应避免提举重物，如咳嗽时用手按压造瘘口部位，使用特制的疝带，不宜结肠灌洗，必要时考虑手术治疗。

9.造瘘口周围常见并发症

（1）粪水性皮炎：由于造瘘口排泄物持续刺激造瘘口周围皮肤引起表皮脱落所致，是最常见的并发症之一。原因是造瘘口位置差（造瘘口在伤口正中），造瘘口回缩，皮肤皱褶造成的溢漏，造瘘口周围有凹陷；清洁不彻底，皮肤干爽，造瘘口袋底盘开口剪裁过大，造瘘口袋的粘贴技巧没掌握；造瘘口袋过久没更换，造瘘口袋过分胀满。处理时要分析原因，加强造瘘口护理技术训练，指导患者正确的粘贴技术，加强营养。

（2）过敏性皮炎：对造瘘口袋粘贴部位过敏或对整个造瘘口袋过敏。询问过敏史，更换另一系列造瘘口用品，外用类固醇药物2次/天或3次/天，涂药10min后，再用清水洗，干后贴袋。若无改善可能需要皮肤科医生诊治。

（3）机械性创伤：可引起皮肤红、损伤及疼痛，皮肤破损形状不规则。

原因：①不恰当移除造瘘口袋。因撕离造瘘口袋时过急或过分用力，引致皮肤表层被撕开。②持续频繁更换造瘘口袋，创伤位置未愈合。③造瘘口用品选择不恰当，清洗造瘘口周围皮肤手法不恰当。

护理措施：①移除造瘘口袋，重新评估患者换袋技巧；②轻柔清洗造瘘口周围皮肤，撕离造瘘口袋或清洗造瘘口周围皮肤时，动作要轻；③造瘘口用品选择粘连性较轻底盘，或全猪油膏底盘，更换造瘘口袋频次减少；④保护红损皮肤：皮肤保护粉，水胶体等，减去粘贴胶纸部分，+/– 造瘘口袋腰带；⑤避免重复受伤，让创面愈合。

（4）增生：由于表皮细胞长期接触渗出物引致表皮层增厚，表现为不规则或可能突出于皮肤数毫米以上，有时会很痛，色素沉着，呈深棕色、灰黑色或灰白色及损伤后渗血。

1）常见原因：皮肤长期暴露于排泄物中，造瘘口袋尺寸不合，可能由于底盘开口尺寸过大，引起皮肤外露，经常接触排泄物，排泄物渗漏等。

2）处理：评估患者换袋技巧及其他导致渗漏的原因，裁剪的底盘开口尺寸正确，增生部分可尝试用凸面底盘将之压平，损伤部位可用皮肤保护粉，若增生严重，影响造瘘口袋粘贴及持续有痛楚，可能需要手术治疗。

如何护理胃造瘘口并发症的患者？

1. 造瘘管漏　由于造瘘口大于造瘘管，或因造瘘管移位，胃内容物及灌入营养液沿管周漏出，称为外漏；也可漏入腹腔内，为内漏。是一种严重的并发症，应手术处理。

2. 造瘘管周围感染与脓肿形成　病原菌主要来自口腔或胃肠道。轻者仅为管周皮肤红肿，重者有脓肿形成。须应用抗生素和脓腔引流。

3. 吸入性肺炎　可能与食管反流有关。发生吸入性肺炎后，应积极给予抗感染治疗。同时采取以下措施：逐渐增加每次营养液的输入量，抬高床头，加快胃排空，服用促胃肠动力药（如西沙必利）；将造瘘管头端放入空肠，以减少反流。

4. 造瘘管滑脱 多因固定不牢所致。无论何时发生，均应立即重新置管。

5. 包埋综合征 一般出现在术后 2 周，应每天将外垫松开，用棉签将管口周围擦洗干净，转动导管 360°，将导管推进 1 ~ 2 cm 再拖回原位，以减少局部受压。

 如何护理胃造瘘管的患者?

1. 保持造瘘管固定、松紧适宜，放置经皮胃造瘘管（PEG）后 2d 内固定较紧，以压迫胃壁防止出血及渗透引起的炎症。后期可根据患者自身的感觉，通过开口处纱布的厚度将盘片固定，以造瘘管盘片与腹壁保持轻度紧贴为宜。固定过紧，会引起疼痛，易造成胃壁腹壁缺血坏死；过松，营养液及胃液因胃内压增大时反溢于皮肤，长期刺激皮肤易引起感染、糜烂不愈及窦道形成。

2. 保持管道通畅，每次注入营养液或药物后用 30 ~ 50 ml 温开水冲管，防止注入的营养物存积于导管而阻塞或腐蚀导管，并滋生细菌。

3. 注射器管饲药物时，药物需要充分碾碎溶解，药物容易沉淀在注射器底部产生堵管，可边注药物，边轻摇注射器，使药物和水混匀。

4. 如发生管道堵塞则轻轻挤压管道，以便再通，如不能再通，则需要分离胃造口管的连接部，注射器吸水后反复灌冲。

5. 患者腹压增大：如发生剧烈咳嗽可出现反流，管饲中和管饲后患者应取坐位。

6. 口腔护理：PEG 患者因不能由口进食，故唾液分泌减少，口腔黏膜干燥，口腔的自洁作用减弱或消失，因此需要用生理盐水棉球或含洗必泰漱口水口腔护理，口唇干裂涂液状石蜡予以保护。

 如何护理造瘘口周围皮肤?

由于造瘘口周围皮肤长期受粪便和肠液的刺激而导致糜烂或溃疡，若不及时采取措施加以预防和处理会带来严重的不良后果。指导患者用纱布或棉球以温开水清洗造瘘口周围皮肤，由内向外擦，再彻底擦干，不要使用碱性肥皂或任何消毒剂，否则会使皮肤干燥，容易损伤，清洁完后还可以在造瘘口周围涂以氧化锌软膏加以保护，可有效地防止造瘘口周围皮肤病的发生。

肠造口患者的健康指导有哪些?

1. 饮食　以清淡、易消化、高营养为主，逐步过渡到正常饮食；少使用易生成恶臭气味的食物，如洋葱、蒜苗；尽量不食用辛辣、酸等刺激性食物和不饮酒。

2. 心理　术后患者常有焦虑、抑郁、自卑等心理问题，应与患者进行良好的沟通，一方面要细心、耐心，深入了解患者的心理状态，安慰、支持和鼓励患者；另一方面要联合家属一起多关心鼓励患者，鼓励患者尽早动手学习肠造瘘口的护理方法，促进其心理健康，提高重返社会的信心。

3. 日常生活

（1）衣着：嘱患者衣服要柔软、舒适，避免穿紧身衣裤，以免压迫、摩擦造瘘口，影响血液循环。

（2）工作与运动：一般手术后 6 个月即可恢复工作，应避免重体力劳动和撞击类运动，如踢球、剧烈的健身，以免形成造瘘口旁疝或造瘘口脱垂等，可参加正常的社交活动，但需要随身携带常用的止泻药或抗生素。

（3）日常沐浴：水对造瘘口无害处，以淋浴方式清洗造瘘口及全身皮肤。

 胰岛素瘤术前应做哪些准备?

应避免低血糖发作，嘱患者按时加餐或静脉输注葡萄糖。可服用二氮嗪抑制 B 细胞释放胰岛素，减轻或预防低血糖的发作。手术当日早晨不加餐，避免麻醉过程中误吸和影响术中血糖的监测。手术当日早晨抽血测定空腹血糖及胰岛素，作为术中血糖及胰岛素监测的基础。

第四章

化学治疗的护理

 化学治疗有哪些分类?

1.姑息性化学治疗　延长生存、提高生存质量、减轻痛苦、缓解并发症。

2.根治性化学治疗　是针对化学治疗药敏感的肿瘤人群,目的是尽可能杀灭肿瘤,采用巩固和强化化学治疗,以期达到治愈。

3.辅助化学治疗　目的是消灭手术或放射治疗后残留的肿瘤病灶或亚临床微小的转移灶,有助于减少术后或放射治疗后的复发和转移,从而提高治愈率。

4.　新辅助化学治疗　在主要治疗之前给予一个或更多的治疗。

(1)在手术前应用化学治疗使肿瘤缩小。

(2)增加手术切除的机会或缩小手术切除的范围。

(3)可消灭亚临床病灶及远处微小的转移灶。

(4)减少局部复发及全身转移的机会。

5.　化学治疗疗效评定的标准

(1)完全缓解。

(2)部分缓解。

(3)病情稳定。

(4)病情进展。

 消化道肿瘤常用的化学治疗方案有哪些?

1.常用化学治疗药物

(1)烷化剂。

(2)抗代谢类药物。

(3)抗肿瘤抗生素。

(4)抗肿瘤植物类药物。

(5)铂类。

2.化学治疗方案 根据患者的情况，通常选用联合化学治疗方案，发挥多种药物杀伤肿瘤细胞的协同作用，提高疗效，降低毒性和减少耐药。消化道肿瘤常用的化学治疗方案有奥沙利铂联合卡培他滨或氟尿嘧啶、紫杉醇联合替吉奥、伊立替康联合氟尿嘧啶、顺铂联合卡培他滨或氟尿嘧啶等。

3.常用给药途径 静脉给药、口服给药、肌内注射、腔内注射。其中，静脉给药是最常用的给药途径。

 消化道肿瘤化学治疗的禁忌证有哪些？

消化道肿瘤恶性程度较高，往往发现时已经是晚期，患者一般状况很差。所以在化学治疗前应全面评估，充分考虑化学治疗的利弊。一般认为患者有下列情况应慎用或不用化学治疗：

1.年老体衰、营养状况差有恶病质，KPS ≤ 70 分。

2.白细胞低于正常值（4×10^9/L），血小板低于 80×10^9/L，或既往多疗程化学治疗后有白细胞及血小板低下者，或有出血倾向。

3.有肝功能或心肺功能严重疾病不能耐受。

4.严重贫血、营养障碍及血浆蛋白低下等。

5.应考虑药物的特殊毒副作用，如心肌有病变者慎用多柔比星类药物。

 临床化学治疗安全给药有哪些规范与制度？

1.人员资质和培训。

2.化学治疗给药标准化程序。

3.静脉通路的管理规范。

4.化学治疗药物外渗处理和报告。

5.化学治疗药物防护制度。

6.患者和其家属教育。

 化学治疗时肿瘤专科护士应具备哪些素质？

1.专业能力

（1）完整护理评估：既往史、近期治疗、身体评估、血液检验值、心理状态等。

（2）患者和家属教育：治疗计划和目的，药物名称和作用、副作用等。

（3）血管通路的照顾。

（4）处理细胞毒性药物（配制、给药、丢弃）。

（5）评估患者情况是否可以给药。

（6）正确操作给药途径和方法。

（7）观察药物外渗。

（8）预防和处理外渗。

（9）观察和处理毒副作用。

2. 静脉给药的专业培训

（1）化学治疗药物配制流程。

（2）静脉给药规范化标准。

（3）中心静脉临床照顾常规。

（4）化学治疗药物外渗处理。

（5）化学治疗药物职业防护。

（6）化学治疗药物外溢处理。

化学治疗药物静脉给药要注意哪些问题？

1. 给药前充分了解化学治疗药物的作用机制、常规剂量、给药途径、毒副反应等，熟练掌握给药方法、给药顺序、用药注意事项等。

2. 严格核对医嘱，包括药物名称、剂量、途径、时间、速度等，遵循无菌操作原则。实施治疗前应由 2 名护士确认。

3. 对于初次进行化学治疗的患者必须做好用药宣教，取得患者配合。

4. 根据化学治疗药物性质采用适当的溶媒，如奥沙利铂必须溶于葡萄糖液中。

5. 了解患者的主诉和化验结果，及时提供给医师。

6. 充分评估患者的血管条件，推荐中心静脉给药，使用发疱类药物或强刺激药物时尤其应选择中心静脉通道。外周静脉输注非发疱类药物时不宜使用头皮钢针穿刺，或者选用留置针，并且化学治疗后不保留。24h 内抽血处不可静脉给药。

7. 如有药物外渗应立即终止输液，按外渗处理原则实施措施。

化学治疗选择静脉的原则是什么？

1. 按照先远后近、左右交替使用的原则，选择粗直、弹性好、无静脉弯曲及分叉的血管，避开手指、腕部等关节部位、静脉瓣及肌腱、神经走行的部位。

2. 持续静脉给药选择中心静脉。

3. 输入发疱性和刺激性强的药物选择中心静脉。

4. 不了解药物性质时选择中心静脉。

5. 经外周静脉留置针给予化学治疗药后，应拔去留置针。

 给药前选择血管时应做哪些评估？

1. 评估药物特性　如果化学治疗药物 pH ＜ 5 或 ＞ 9，渗透压 ＞ 500mOsm/L，发疱剂或有刺激性药物，建议选用中心静脉输注 。

2. 治疗计划　短期（1h 至 5d）可选外周静脉，中期（6d 至 6 个月）或长期（1 个月至 1 年以上），建议中心静脉 。

3. 患者评估　要充分评估患者外周血管是否感觉异常，皮肤完整性完好情况，日常活动状态（职业过度运动），肥胖（静脉难以触摸），既往静脉穿刺史，心理状态等。

 临床常用发疱类药物与刺激性药物有哪些？

1. 发疱类药物（根据美国 ONS 指南）

（1）烷化剂：盐酸氮芥。

（2）蒽环类：柔红霉素、多柔比星（pH2.5 ～ 3.5）、表柔比星。

（3）抗癌抗生素：丝裂霉素、放射菌素 D。

（4）植物碱：长春碱、长春新碱、长春地辛、长春瑞滨。

（5）紫杉醇类：紫杉醇（pH4.4 ～ 5.6）、多西他赛。

2. 刺激性药物（根据美国 ONS 指南）　博来霉素、卡铂、卡莫司汀、达卡巴嗪、依托泊苷、吉西他滨、异环磷酰胺、伊立替康、柔红霉素脂质体、多柔比星脂质体和美法仑。

3. 发疱类药物造成组织损伤的机制　外渗后通过两种作用机制造成继发性组织损伤。

（1）与细胞核 DNA 结合：导致细胞死亡。复合物从死亡细胞中释放出来，再次被附近的健康细胞吸收，结合 DNA 的发疱类药物在组织中持续存在，不断重复摄取和释放，造成了长期的组织损害。这一类发疱类药物包括蒽环类药物柔红霉素、表柔比星、放射菌素 D、氮芥、丝裂霉素。

（2）不与细胞核 DNA 结合：通过间接作用影响健康细胞，最终被组织代谢，并且更易被中和，包括植物碱（长春碱、长春新碱、长春地辛、长春瑞滨）和紫杉醇。

 临床常用化学治疗药物有哪些注意事项？

1. 配伍

（1）使用生理盐水配制：培美曲塞、依托泊苷、替尼泊苷、羟喜树碱、环磷酰胺、吉西他滨、长春瑞滨、奈达铂。

（2）使用葡萄糖配制：紫杉醇酯质体、多柔比星脂质体、吡柔比星、奥沙利铂。

2. 溶酶的选择

（1）根据药物稳定性、配伍禁忌选择溶酶：如草酸铂禁用氯化钠，培美曲塞禁止与含 Ca^{2+} 的溶液配伍。

（2）药物剂型因素：脂质体选用葡萄糖注射液，如多柔比星脂质体、紫杉醇酯质体等。

3. 终浓度　化学治疗药物常规用量是根据患者体表面积计算出标准给药剂量，输注时须稀释至终浓度，可参照药品说明书，如紫杉醇 0.3 ～ 1.2 mg/ml，依托泊苷 0.25mg/ml、多西紫杉醇 0.74mg/ml、利妥昔单抗 1 mg/ml、表柔比星 2mg/ml。

4. 联合用药时给药顺序　异环磷酰胺序贯顺铂可减少前者毒性；亚叶酸钙序贯 5- 氟尿嘧啶可增加后者抗肿瘤效果；蒽环类序贯紫杉类可减轻心脏毒性；长春新碱序贯甲氨蝶呤可增强后者疗效；顺铂序贯 5- 氟尿嘧啶可加强后者的作用；紫杉醇序贯顺铂，48h 应用指数最高，提高治疗指数；顺铂序贯紫杉醇，骨髓抑制加重，紫杉醇清除下降 25%；吉西他滨序贯顺铂，增加顺铂的抗肿瘤活性；顺铂与伊立替康联用时，先给顺铂可使伊立替康的活性代谢产物清除率增加，从而降低了不良反应，同时提高了有效率。顺铂与依托泊苷联用时，先用依托泊苷。奥沙利铂、亚叶酸钙及 5- 氟尿嘧啶联用时，奥沙利铂须在 5- 氟尿嘧啶之前滴注。伊立替康、亚叶酸钙及 5- 氟尿嘧啶联用时，伊立替康先输注，可增强 5- 氟尿嘧啶的作用，且降低了伊立替康的不良反应。

 消化道肿瘤化学治疗药物的不良反应有哪些？

1. 按系统分

（1）胃肠道反应。

（2）骨髓抑制。

（3）心、肺毒性。

（4）肝、肾功能损害。

（5）神经性毒性。

（6）泌尿生殖系统毒性。

（7）皮肤黏膜损害。

（8）局部刺激、静脉炎。

（9）过敏及其他的不良反应。

2. 按时间分

（1）急性：用药后 1 ~ 2 周的毒副作用。

（2）亚急性：用药后 2 周至 3 个月的毒副作用。

（3）慢性：超过 3 个月的毒副作用。

3. 按转归分

（1）可逆性：在停药一段时间后毒性消失，机体可恢复正常。

（2）不可逆性：毒性发生后持续存在，机体不可能再恢复到正常状态。

4. 按后果分

（1）致死性：机体重要的脏器进行性受损，可能导致患者死亡。

（2）非致死性：停药或经过对症治疗后，机体能够恢复的各种毒性反应。

 什么是恶心、呕吐？

1. 恶心　　恶心是一种不愉快的主观体验，被描述为胃和（或）喉咙的翻腾样感觉，可伴随呕吐发生，自主神经参与了恶心和呕吐的发生过程。躯体症状可表现为心动过速，出汗，头痛、头晕，面色苍白，疲乏无力等。呕吐是指通过口腔强力排出胃、十二指肠或空肠的内容物。

2. 呕吐

（1）原理：呕吐是一个比较复杂的刺激过程所导致的结果，包括不同途径和激发各种神经递质受体。刺激可以通过胃肠道、化学感受器触发区（CTZ）、前庭器官（VA）、大脑皮质的内脏神经和迷走神经传入通路触发呕吐中枢（VC）。

1）化疗药物作用于肠道时刺激肠嗜铬细胞释放 5- 羟色胺，引起迷走神经兴奋，通过 CTZ 或 VA 引起呕吐。

2）CTZ 是一个血管高度集中的区域，在第四脑室表面，和呕吐中枢很接近，它不受血 - 脑屏障的限制，可以探测到脑脊液和血液中的化学刺激因子，在化疗或阿片类药物、麻醉等引起的恶心、呕吐中起一定作用。

3）在迷走神经传入神经元中发现 P 物质，与神经激肽 -1 受体结合可引起呕吐。针对这一特殊机制引发的呕吐，可以使用神经激肽 -1 受体拮抗药（阿瑞匹坦）。

4）通过对内耳前庭器官的刺激也可引起恶心、呕吐，但在化疗导致的呕吐中作用不大。

5）还有一些因素如既往的记忆、恐惧、预期性感觉、异味等可触发大脑皮质，而引起恶心、呕吐。

（2）分类

1）急性呕吐：化学治疗后 24h 内出现呕吐，5 ~ 6h 患者呕吐达高峰。

2）迟发性呕吐：化学治疗后 24h 后出现呕吐，48 ~ 72h 患者呕吐达高峰。

3）预期性呕吐：患者在第一个化学治疗周期经历了急性呕吐，在下次化学治疗给药之前所发生的呕吐，是一种条件反射，甚至化学治疗结束后，恶心呕吐仍可持续很久。所以化学治疗初期的止吐处理非常重要。

消化道肿瘤常用的化学治疗药物有哪些潜在致吐性？

1. 极高度致吐（＞90%） 顺铂用药剂量＞50mg/m²，用药后 1 ~ 6h 出现，持续 24 ~ 48h。

2. 高度致吐（60% ~ 90%） 大剂量依托泊苷、奥沙利铂、表柔比星。

3. 中度致吐（30% ~ 60%） 氟尿嘧啶、卡铂、伊立替康。

4. 低度致吐（10% ~ 30%） 依托泊苷、吉西他滨、卡培他滨。

针对化学治疗引起呕吐反应的药物有哪些？

1. 激素类：如地塞米松，应注意观察消化道溃疡、血糖升高、类皮质醇增多症、水钠潴留等。

2. 抗组胺类。

3. 多巴胺拮抗药：甲氧氯普胺是临床最常用的止吐药，主要不良反应有嗜睡、乏力、直立性低血压、锥体外系综合征，尽量避免壶入给药。

4. 苯二氮䓬类：如地西泮。

5.5-HT$_3$受体拮抗药：注意观察头痛、乏力、便秘、轻度的转氨酶升高等不良反应。

6. 神经激肽 -1 受体拮抗药：如阿瑞匹坦。

 化学治疗药物引起呕吐的治疗原则是什么？

1. 应该分级评估、分时段管理、以预防为主。
2. 轻、中度致吐化疗药：单种止吐药已足够。
3. 重度致吐化疗药，需要联合使用多种止吐药物。
4. 联合使用止吐药物时应考虑不同作用方式的药物。
5. 选择止吐药物时应考虑患者的年龄及对此药物的耐受能力。
6. 止吐药物应在化疗前合适时间预防性使用。
7. 以 5-HT$_3$受体拮抗药为基础，联合或不联合其他机制的止吐药物。

 化学治疗药物引起的急性呕吐预防处理原则有哪些？

1. 重度急性呕吐　给予5-HT$_3$受体拮抗药＋激素类＋多巴胺受体抑制药（胃复安）/安定类＋神经肽抑制药（阿瑞匹坦），直至用药结束后48～72h。

2. 中度急性呕吐　给予5-HT$_3$受体拮抗药＋激素类＋多巴胺受体抑制药（胃复安）/安定类＋/－神经肽抑制药（阿瑞匹坦），直至用药结束后48～72h。

3. 低度急性呕吐　激素类＋多巴胺受体抑制药（胃复安）/安定类，直至用药结束后48～72h。

4. 微度急性呕吐　一般不进行预防呕吐治疗，24h内发生恶心、呕吐应按低度急性呕吐处理。

 如何护理化学治疗引起的恶心、呕吐？

1. 恶性、呕吐影响进食，导致营养差，电解质紊乱，严重影响患者的生活质量，产生巨大的心理压力，抗拒治疗。

2. 预防措施：注意口腔清洁。少量多餐，避免甜食或油腻的食物。进食后保持坐姿休息，注意居室通风，避免异味刺激。

3. 合理使用药物预防。

 化学治疗期间如何进行饮食指导？

化学治疗期间水分和热量的保证很重要，鼓励患者少量多餐；在用餐前给予止吐药，这样可以在用餐中或用餐后起效；化学治疗期间应适当让患者进食一些易消化的食物，凉的或与室温相当的食物要比热的食物散发出的气味淡些，可选择食用，但少吃辛辣刺激及酸性食物；化学治疗间歇期或化学治疗后应注意给予充足的营养；患者出现消化不良、食欲缺乏、便秘等症状可给予健脾胃的食物。

 如何护理化学治疗引起的腹泻？

引起腹泻的药物有：伊立替康、氟尿嘧啶、卡培他滨、紫杉醇、多西他赛、顺铂、奥沙利铂及针对表皮生长因子受体（EGFR）的分子靶向药物如西妥昔单抗。

1. 预防：化学治疗前停用所有抗便秘制剂；化学治疗后避免食用会加速肠蠕动的食物或饮料，如乳制品、果汁、胡椒、辛辣食物等；不推荐预防应用抑制肠蠕动类止泻药。

2. 监测排便的次数、总量和黏稠度。

3. 补充水和电解质，包括钾。电解质和钾多在小肠吸收，腹泻时这些物质快速通过小肠引起严重的水和电解质失衡。

4. 遵医嘱选择合适的止泻药物，可以减少排便的频次、量和肠道蠕动。

（1）肠蠕动抑制药：易蒙停、阿片类等。

（2）抗分泌制剂：生长抑素。

（3）黏膜保护药：思密达、硫糖铝。

（4）微生态制剂：整肠生。

（5）收敛止泻药：鞣酸蛋白、活性炭。

5. 进食低纤维、高蛋白食物和补充足够液体，饮食中适当增加含果胶的食物，如香蕉、削皮的苹果、甜菜，可以减轻腹泻。进食食物保持室温状态，冷的和热的食物可能会加重腹泻。

6. 避免进食对胃肠有刺激性食物，如含酒精、咖啡因的食物，油腻、辛辣和油炸食物，西梅汁、橘子汁、牛奶和奶制品，高渗性的保健品。保健品会导致大便量增加且不成形。

7. 嘱患者保持肛周皮肤清洁，可以便后温水坐浴，涂抹保湿药膏。

 如何观察抗肿瘤药物的心血管毒性？

1. **心脏毒性分类**　急性心脏毒性、亚急性心脏毒性、慢性心脏毒性。

（1）急性心脏毒性：多在用药过程中发生，持续的时间短，临床表现为非特异性心电图变化，T 波平坦，ST 段降低，室性期前收缩和室上性心律失常。

（2）亚急性心脏毒性：常发生在第 1 或第 2 疗程给药后 4 周内，临床表现为心包炎、心肌缺血、心功能障碍、充血性心力衰竭。

（3）慢性心脏毒性：多在常规剂量治疗后 6～8 个月发生，临床表现有低血压、窦性心动过速或过缓、心室肥大、心肌劳损、室上性心律失常、充血性心力衰竭等。

2. **化学治疗中与心脏毒性相关的危险因素**

（1）抗肿瘤抗生素中多柔比星等可直接损伤心肌肌原纤维。

（2）紫杉醇类药物在与其他心脏毒性药物联合应用时，如与多柔比星联用会增加后者的心脏毒性，与紫杉醇影响多柔比星的药物清除率有关。

（3）所有蒽环类药物均可导致心脏毒性。

（4）使用其他药物可增强蒽环类药物所致的心脏毒性。如放线菌素 D、长春新碱、曲妥珠单抗等。

（5）与吸烟、高龄或合并心脏疾病有关。

（6）胸部放疗。

3. **心脏毒性的临床表现**

（1）传导通路障碍：如心律失常，患者主诉心悸、胸闷不适、呼吸困难、头晕等，晕厥经常是室性心律失常的首发症状。

（2）血管异常：如高血压、低血压、雷诺现象。

（3）冠状动脉疾病：如心肌梗死。

（4）心力衰竭（心肌病）：最常见的临床表现是呼吸困难，包括心脏负荷过重的症状，如心动过速、洪脉、奔马律、心脏杂音等。

（5）心包积液：与一些抗肿瘤治疗增加了毛细血管通透性有关，如阿糖胞苷、白介素 –2（IL-2），临床表现为胸痛、咳嗽、呼吸困难。

4. 心脏毒性的处理

（1）定期评估心脏基础疾病：如内科疾病史、心电图、超声心动图。

（2）控制心脏毒性药物的累计剂量，改换剂型如脂质体类。

（3）预防性药物使用，如右丙亚胺。

 如何护理化学治疗药物引起的口腔黏膜炎？

由于细胞毒性药物产生的活性氧会破坏 DNA，损伤黏膜细胞、组织和血管。临床表现为吞咽功能和味觉改变、声音嘶哑，在吞咽或说话时有疼痛感，口腔黏膜颜色改变、水肿、溃疡等。影响 DNA 合成的化学治疗药物容易引起口腔黏膜炎，如抗代谢药、烷化剂、植物碱类等。

1. 健康教育：提高患者进行口腔护理的意识，增加口腔护理的次数等，在饭后、睡前及其他时间积极有效漱口，每日使用软毛牙刷刷牙至少 2 次。棉签清洁的效果不如牙刷，如黏膜炎严重的可使用棉签清洁。

2. 治疗前应充分评估患者的口腔情况，是否有牙龈炎、牙周感染等。

3. 指导患者摄入高蛋白、高维生素食物及大量液体，促进口腔黏膜发生。

4. 接受 5- 氟尿嘧啶静脉输注治疗的患者推荐使用口腔冷冻疗法，即咀嚼冰块。

5. 对黏膜炎所致疼痛明显的患者，需提供镇痛药物。

6. 合并感染的患者需要进行细菌或真菌培养。

 如何护理化学治疗引起的中性粒细胞减少症？

循环血液中的中性粒细胞明显减少（<1500/mm^3），当 <500/mm^3 时称为 4 度中性粒细胞减少，会给患者带来严重的后果，包括危及生命的感染等，需要进行保护性隔离。

1. 化学治疗导致中性粒细胞减少的机制：在人体的骨髓和血液循环中存在着大量成熟和不成熟的中性粒细胞，在骨髓中中性粒细胞成熟需要 7 ~ 14d，血液循环中的中性粒细胞是人体抵御细菌侵入的第一道防线，半衰期只有 6 ~ 9h。另外，血管外组织中的中性粒细胞可存活 2d。化疗药物抑制了骨髓并且损伤干细胞，因此当成熟的中性粒细胞凋亡，却没有得到及时更新时，循环血液中的中性粒细胞计数就会减少。

2. 中性粒细胞减少的危险因素

（1）接受治疗前就存在导致中性粒细胞减少的疾病，如骨髓增生异常综合征。

（2）使用可导致高度骨髓抑制的化疗方案。

（3）肿瘤累及骨髓。

（4）免疫系统豆状核变性，可以发生于老年患者。在化疗周期开始时中性粒细胞计数就低于正常。

（5）具有发热性中性粒细胞减少症病史。

（6）肝肾功能不全，可导致化疗药物的代谢减慢和排泄减少。

（7）患者营养不良导致细胞的修复能力降低。

（8）患者合并使用吩噻嗪类药物、利尿药、免疫抑制药。

3. 临床表现：发热超过38℃是中性粒细胞减少症最可靠且往往是唯一的感染征象。其他如腹痛腹泻、咳嗽、呼吸困难、口腔黏膜溃疡、局部红肿、硬结、压痛等。

4. 健康教育

（1）正确的手卫生：减少人与人之间病原体传播。

（2）保证饮食卫生：避免食用生的或未熟的食物及不洁净的蔬果等。

（3）保持病室内空气新鲜：经常开窗通风，室内温湿度适宜；避免去公共场所以减少感染机会，若必须外出最好戴口罩。

（4）避免接触植物：病房内不宜放置鲜花或干花。

5. 定期复查血常规：严格按医嘱使用升白细胞药物。

6. 保护患者的皮肤和黏膜，细致护理所有的留置装置，预防压疮，权衡侵入性操作的风险。

7. 指导患者注意保持口腔、会阴及皮肤的清洁、卫生。

如何护理保护性隔离患者？

1. 皮肤护理　严格进行无菌操作，进入隔离病房前需用消毒液洗手；注意协助患者清洁腋窝、腹股沟、会阴部、臀部、乳房下方等易出现皮肤损伤及感染的部位；患者大便后用1：5000高锰酸钾溶液坐浴，以预防肛周感染；保留锁骨下或颈静脉插管、肘正中PICC导管时，插管处每周导管维护2次。

2. 口腔护理　指导患者饭后用0.03%呋喃西林溶液和3%碳酸氢钠溶液交替漱口；指导患者使用软质牙刷刷牙，一旦出现口腔溃疡改用棉签蘸生理盐水擦拭牙齿，并在溃疡处涂抹消炎膏每日3～5次。

3. 上呼吸道护理　指导患者进行咳嗽、咳痰、深呼吸练习；严禁有感染性疾病的医护人员或家属进入隔离病房；病室每日开窗通风。

4. 上泌尿道护理　嘱患者多饮水，保持患者每日尿量在2000～3000ml，并注意观察患者尿液的性状及颜色。

 如何护理化学治疗导致的血小板减少症?

1. 指导患者穿柔软、棉质的内衣内裤,忌用刺激性的肥皂、洗衣粉洗涤;男性患者剃须最好选用电动剃须刀,避免皮肤伤口;指导患者刷牙时用软质毛刷,应避免牙龈出血;宣教患者避免进食粗糙、坚硬食物;指导患者避免剧烈运动、避免磕碰伤、抓挠伤。

2. 注意查看患者的皮肤有无瘀点、瘀斑,出现的部位、时间、有无消化道及呼吸道出血的情况;患者能口服的药物尽量避免肌内及皮下注射,若必须进行注射,应用棉球按压针眼直至出血停止。特别是当血小板为 1.0×10^9/L 时,输液结束拔针后或注射后一定要压迫血管 2 ~ 4min;用液状石蜡涂抹局部黏膜,以防口、鼻黏膜干裂引起的出血;避免便秘,大便时不可用力,防止颅内出血。

 如何护理间质性肺疾病的患者?

与肺毒性相关的化学治疗药物有博来霉素、白消安、吉西他滨、环磷酰胺、阿糖胞苷、卡莫司汀、甲氨蝶呤、丝裂霉素和他莫昔芬。间质性肺疾病的临床表现有呼吸困难,呼吸急促,干咳,低氧血症(发绀、氧饱和度降低),患者明显的焦虑、不安。

1. 在使用高危因素的药物前,严格评估患者的风险,监测肺功能。
2. 体位利于呼吸,如抬高床头、双腿置于床侧下垂等。
3. 给予氧气吸入,雾化扩张支气管,促排痰。
4. 确保液体平衡,详细记录出入量。

 如何护理化学治疗导致的药物性肝损伤的患者?

主要表现为血清酶学和胆红素的改变,如 ALT、AKP、Y–GT 等显著升高,而临床症状不明显。短期内出现的肝功能损害多为一过性的,停药后一般可自行恢复。

了解患者以往的用药史、饮酒史以及有无肝功能不全情况,化学治疗前后定时检查肝功能,并与原发性肝癌或转移性肿瘤、病毒性肝炎等相鉴别。患者化学治疗期间保证休息,注意饮食调节,多进食清淡并富含维生素、矿物质及高糖、高蛋白饮食，避免高脂饮食加重肝脏负担。嘱患者不要抓挠皮肤，使用清凉沐浴液、润肤乳液促进皮肤舒适，穿宽松舒适的衣服。遵医嘱给予保肝药物。

 如何护理化学治疗导致的脱发？

　　脱发是化疗最为常见且最令患者痛苦的不良反应之一，包括全身各部位的毛发脱落，一般有65%的化疗患者会有不同程度的脱发。负责毛发生长的细胞有丝分裂及新陈代谢速度非常快，细胞毒药物会扰乱毛发生长的增生期，导致发干或发根损伤，如依托泊苷、紫杉类药物。脱发在用药后2～3周开始，持续至治疗结束后1～2个月，3～5个月毛发再生。

　　1. 化学治疗开始前，剪短头发，理成易梳理的发式，梳理时要顺其自然，避免用力。

　　2. 洗头时动作轻柔，使用含蛋白质的软性洗发剂，洗后头发易自然风干。

　　3. 避免烫发，尤其是化学染发。

　　4. 应用降低头皮温度的方法，通过血管收缩减少头皮血流。

 如何护理化学性静脉炎的患者？

　　1. 已发生但没有明显不适者可继续观察，不做特殊处理。

　　2. 早期（72h内）可按照药物类型不同，参照外渗处理要求进行外敷或使用解毒药物等。

　　3. 72h后仍有疼痛者可用50%硫酸镁湿热敷或在患处外涂激素类软膏、如意金黄散、鱼石脂软膏或喜疗妥软膏，每天1～2次。

　　4. 疼痛明显者可用0.25%～0.5%利多卡因加用地塞米松或泼尼松龙进行局部封闭注射。

 如何护理化学治疗药物外渗的患者？

　　1. 预防

　　（1）先用生理盐水建立静脉通道。

　　（2）确保静脉通道末端在血管内，回血良好。

　　（3）静脉滴注前后及过程中观察回血及局部皮肤有无渗出情况，输注后输入生理盐水或葡萄糖液。

（4）先输注等渗或刺激性弱的药物，后输注高渗或刺激性强药物，两种药物之间应用生理盐水或 5% 葡萄糖液冲洗管道。

2. 中心静脉药物外渗 一旦患者感觉中心静脉部位有不适、疼痛、烧灼感、肿胀、胸部不适或输液速度发生变化，应立即停止输液。如果是皮下埋泵，应评估针头的位置是否合适。

尽可能回抽渗出液，如果渗出液是因针头滑出埋泵所致，尽可能通过针头抽吸渗出液，如果无法吸出，则拔出针头，从皮下抽吸残留液。给予适当的解毒剂。通过埋泵输注解毒剂应避免液量过多引起局部压力过大，注射后应及时封泵。必要时请外科会诊，清除坏死组织或考虑手术治疗。避免外渗部位受压。记录外渗量、输注部位、药物浓度、患者症状及累及范围等。必要时拍正侧位的胸部 X 线片，确定渗液的影响范围及原因。

3. 外周静脉药物外渗 如果患者诉输注部位疼痛，即使没有外渗也应立即停止输液。根据需要保留原针头，用注射器尽量吸出局部外渗的残液。根据化学治疗药物种类选用相应的解毒剂。解毒剂经静脉给药时量要适当，避免局部区域压力过大。如果皮下局部注射解毒剂时应先拔去针头，做环形封闭，封闭部位大于外渗部位。抬高肢体或注射部位 48h，患者应注意休息。必要时请外科医师会诊，清除坏死组织或考虑手术治疗。避免外渗部位受压。准确记录外渗量、输注部位、药物浓度、患者症状及累及范围等。

4. 血管的护理 应选择外周静脉条件较好的血管，并经常更换给药的静脉，以利于损伤静脉的恢复。建议用留置针但输毕不保留，或建立中心静脉通道。用一次针筒冲入 8 ~ 10ml 生理盐水，检查注射部位有无红肿、疼痛、回血情况，确认静脉回血良好。确保静脉通畅后才能注入已稀释的化学治疗药物。缓慢注射，阻力要小。应经常观察注射部位回血情况。

 伊立替康应用中护理上有哪些注意事项?

1. 伊立替康主要用于治疗晚期大肠癌，与 5- 氟尿嘧啶、CF 联合应用效果显著，作为单一用药可治疗经含 5- 氟尿嘧啶方案失败的患者，本品也可作为二线治疗。

2. 伊立替康是半合成喜树碱的衍生物，能特异性抑制 DNA 拓扑异构酶 I 的抗肿瘤药，并特异性作用于肿瘤细胞增殖的 S 期。

3. 常规溶于生理盐水中，静脉滴注 90min 以上。

4. 严密观察不良反应：伊立替康有抗肿瘤活性，还能够抑制胆碱酯酶，可引起胆碱能综合征，急性乙酰胆碱综合征表现为早期腹泻、出汗、唾液增多、视力障碍、痉挛性腹痛、流泪等。

（1）Ⅲ度以上的主要毒性有白细胞减少，中性粒细胞减少，单药发生率23.8%，联合用药可达38.3%，约发生在1周后。

（2）延迟性腹泻发生率80%～90%，Ⅲ和Ⅳ度为39%，中位发生时间用药后第5天，平均持续4d。

（3）恶心、呕吐常见，Ⅲ～Ⅳ度占19%。

 如何观察伊立替康导致的腹泻？

1. 原因

（1）早发型腹泻：治疗后就发生，与胆碱能作用有关。

（2）迟发型严重腹泻：发生在治疗后24h至数日，和水分、电解质吸收不佳及高度分泌黏蛋白有关。

2. 护理　单药治疗中迟发性腹泻，一般出现第一次稀便的中位时间为滴注本药的第5天，在联合用药治疗中出现腹泻的时间可能在输入此药时或输完此药后开始。一旦出现腹泻的第一次稀便时，必须告知医师及时采取适当治疗，患者需开始饮用大量含电解质的饮料以防脱水症状并马上开始抗腹泻治疗，比如高剂量的口服氯苯哌酰胺。服用此药时首次剂量4mg，然后服用2mg/2h，治疗需持续到最后一次稀便结束后12h，中途不得更改剂量，氯苯哌酰胺有导致麻痹性肠梗阻的危险，故所有患者以此剂量用药一方面不得少于12h，但也不能持续用药超过48h。若48h腹泻仍未停止，按腹泻并发症的处理。

 如何处理胆碱能综合征？

胆碱能综合征主要表现为早发性腹泻、腹痛、出汗、寒战、全身不适、头晕、视力障碍、腹部痉挛、结膜炎、低血压、血管舒张、流泪、流涎及瞳孔缩小等。伊立替康使用前，应预防性使用阿托品0.25mg皮下注射治疗，有禁忌证除外；对哮喘的患者应小心谨慎；有急性严重乙酰胆碱综合征既往史的患者，再次给予伊立替康时应预防性使用阿托品。

 奥沙利铂临床应用中如何护理？

1. 适应证　包括大肠癌、卵肺癌等。

2. 用药途径 静脉缓慢滴注，用5%葡萄糖溶液稀释，禁止用生理盐水稀释，禁止与碱性药物或溶液配伍输注，制备药液及输注时避免接触铝制品。

3. 主要不良反应 外周神经毒性，偶见过敏，如感觉迟钝、异常，食生冷后加重，喉痉挛，支气管痉挛等。

 如何护理奥沙利铂引起的神经毒性?

奥沙利铂引起的急性神经毒性反应发生率为85% ~ 95%。与用药剂量有关，奥沙利铂135mg/m² 比 85mg/m² 更易发生急性神经毒性发应；神经毒性症状的出现与输液的速度相关，如果输液持续时间从 2h 增至 6h 可有效预防假性喉痉挛的发生。

1. 预防措施

（1）注意保暖，避免冷饮；禁止用冰水漱口和进冷食。

（2）补充钙剂和镁剂，草酸盐是奥沙利铂的代谢产物，可与钙、镁结合，有效对抗神经毒性。

（3）维生素 E 是抗氧化剂，具有保护细胞避免氧化损伤的作用，对于四肢麻木、刺痛、烧灼和疼痛等有一定作用。

2. 神经毒性分级标准

（1）一级：能在下一化疗周期前完全缓解的感觉迟钝或感觉异常。

（2）二级：化疗期间持续存在的感觉迟钝或感觉异常。

（3）三级：两治疗周期间存在感觉迟钝或感觉异常引发的功能障碍。

3. 护理措施

（1）化学治疗期间嘱患者进食清淡易消化无刺激性的食物，多饮水（>3000ml/d）。

（2）向患者介绍奥沙利铂的毒性反应及神经反应的常见症状，如手足口周感觉迟钝、麻木、蚁行感等，使患者重视神经反应症状，能及时报告，以得到有效的处理。

（3）化学治疗期间注意保暖、穿袜子、戴手套至少 3 ~ 7d，不喝冷开水，禁食冷饮，水果用温热水加热后再食用，用温水刷牙、洗漱、沐浴，不要接触冰冷物体。

（4）保持适宜病室温度，避免冷风刺激。

（5）输液过程中避免直接接触铝制品，以免加重毒性反应。

如何护理紫杉醇发生的过敏反应?

在治疗前 12h 和 6h 分别口服地塞米松 20mg,治疗前 30 ～ 60min 肌内注射苯海拉明 40mg,静脉注射西咪替丁 400mg。滴注紫杉醇时应选用非聚氯乙烯材料的输液器且微孔膜过滤器的直径应小于 0.22μm。给药前 30min 内滴速应缓慢,开始滴注时给予心电监护严密监测患者生命体征变化。一旦发生过敏反应当停止紫杉醇输注,立即静脉给予肾上腺素、抗组胺类药物和糖皮质激素类药物等。

 紫杉醇的应用中有哪些注意事项?

1. 紫杉醇为紫杉类植物中分离出的天然产品,不溶于水,需使用聚氧乙基蓖麻油作为助溶剂,给药时禁止使用聚氯乙烯输液装置,应采用聚乙烯材料。

2. 适应证:包括卵巢癌、乳腺癌、肺癌、头颈部癌等。

3. 用药途径:静脉注射、腔内注射。

4. 主要不良反应:过敏反应、骨髓抑制、外周神经毒性、脱发、关节肌肉疼痛,其中过敏反应发生率为 39%,多数表现为支气管痉挛性呼吸困难、荨麻疹和低血压。

5. 与顺铂联用时,先用顺铂会加重紫杉醇的主要毒性反应,所以应先用紫杉醇后用顺铂。

 如何护理氟尿嘧啶引起的化学性黏膜炎?

氟尿嘧啶属于抗代谢药物,是胃肠道肿瘤治疗中广泛应用的药物,给药途径通常采用中心静脉持续静脉泵入,以维持有效血药浓度。主要不良反应有恶心、呕吐、厌食、黏膜炎、脱发、视神经毒性等。应告知患者预防光过敏,必须暴露时使用防晒霜。

化学性黏膜炎通常出现在治疗开始后 7 ～ 10d,在没有合并细菌、病毒或真菌感染的情况下具有自限性,通常 2 ～ 4 周后可自行缓解,期间主要的预防措施是指导患者保持口腔清洁卫生,避免食物的冷热刺激;建议患者保证充足的维生素摄入,以增加机体抵抗力避免感染;病区每天定时开窗通风保持室内空气新鲜,尽量避免进出人多的地方;指导患者注意保暖,避免着凉;如出现溃疡可以使用地塞米松溃疡贴,若合并感染、高热遵医嘱给予抗生素治疗。

吉西他滨的应用有哪些注意事项?

吉西他滨目前仍是治疗胰腺癌的一线药物,常规使用生理盐水 100ml 稀释,输入时间要求 30min。

主要的不良反应是骨髓抑制,类流感综合征,皮疹,发热,使用次数增加有肺毒性。尤其是对血小板的抑制较为明显。患者在用药期间需进行血常规监测,若有异常应及时进行处理。

 卡培他滨的应用有哪些注意事项?

卡培他滨是氟尿嘧啶的衍生物,是一种对肿瘤细胞有选择性活性的口服细胞毒性制剂。本身无细胞毒性,但可转化为具有细胞毒性的 5–氟尿嘧啶,其结构通过肿瘤相关性血管因子胸苷磷酸化酶在肿瘤所在部位转化而成,从而最大限度地降低了 5–氟尿嘧啶对正常人体细胞的损害。腹泻及手足综合征是最常见的不良反应。卡培他滨的推荐剂量为 $1250mg/m^2$,2 次 / 日,早、晚各 1 次,21d 为 1 个疗程,在用餐(早餐、晚餐)后 30min 内服用希罗达。用水吞服卡培他滨药片,若漏服勿追加剂量,勿在下次服用双倍的剂量,应继续正常服药时间,并与医师协商。

 顺铂的应用有哪些注意事项?

顺铂在临床应用广泛,适应证包括睾丸肿瘤、骨肉瘤、卵巢癌、乳腺癌、肺癌、胃肠道肿瘤等;用药途径有静注、动脉给药、胸腹腔内注射;主要不良反应有肾毒性、严重胃肠道反应、耳毒性等。顺铂是高致吐药物,化学治疗时采用有效止吐药物,保护肾功能,大剂量水化(4 ~ 5d)、碱化尿液、利尿药,应注意询问患者有无少尿、耳鸣,及时发现,停药观察。顺铂是刺激性药物,如果 0.5mg/ml 的浓溶液渗出大于 20ml,皮肤有发疱的危险。用药过程中注意避光。

化学治疗前 24h 和化学治疗后 24h 需充分的水化;用药期间每日尿量应在 3000ml 以上,并给予利尿药;输注应缓慢,时长为 3 ~ 4h,输注时需避光。

第五章

放射治疗的护理

 什么是放射治疗?

放射治疗简称放疗, 俗称"电疗""照光"或"烤电", 是恶性肿瘤的主要治疗手段之一。放射治疗就是用足够剂量的放射线(X线或伽马线等)聚焦于肿瘤区域, 形成电离产物, 通过破坏肿瘤细胞的 DNA 物质、细胞膜结构和(或)肿瘤血管等, 导致肿瘤细胞死亡, 从而控制和根除肿瘤。与化学治疗不同的是, 放射治疗只影响肿瘤及其周围部位, 是一种局部治疗。

1. 作用

(1)通过放射治疗来治愈某些肿瘤, 如早期鼻咽癌、宫颈癌等, 主要是对放射治疗比较敏感的早期肿瘤, 完全可以通过放射治疗达到治愈。

(2)放射治疗能降低手术后的局部复发率, 提高生存率。并且放射治疗可以控制局部病灶, 缓解症状, 延长生命。

(3)功能的保留: 放射治疗可以保护正常组织, 如头颈部肿瘤(鼻咽癌、舌癌、口腔癌等), 不仅疗效好, 而且治疗后可以保持容貌, 并保持进食、发音等功能。

(4)对一些晚期肿瘤患者也可以进行姑息性放射治疗, 达到镇痛、止血、缩小瘤体、缓解压迫等作用, 从而减轻患者的痛苦, 改善患者的生存质量。

(5)放射治疗可以为肿瘤患者争取外科手术的概率, 局部放射治疗可以使较大的瘤体局部缩小, 利于手术。

2. 分类 按放射治疗技术分为立体定向放射治疗和立体定向放射外科。立体定向放射治疗包括三维适形放射治疗、三维适形调强放射治疗。立体定向放射外科包括 X 刀、伽马刀和射波刀等。

3. 治疗肿瘤的放射线 临床应用较多的有三种。

(1)X 线治疗机和各类加速器产生不同能量的 X 线。

(2)放射性核素放出的 α 射线、β 射线、γ 射线。

(3)各类加速器产生的电子束、质子束、中子束、负 π 介子束及其他重粒子束等。

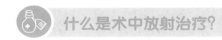
什么是术中放射治疗？

用手术方法切除或暴露肿瘤，在术中一次大剂量照射治疗，直接照射肿瘤切除后部位、残存病灶或淋巴引流区，提高局部控制率和生存率。照射时，尽量避免损伤周围正常组织和器官。可用于胃癌、胰腺癌、食管癌、直肠癌等。

什么是近距离放射治疗和放射治疗的后装技术？

1.近距离放射治疗　将放射源放于肿瘤组织间、腔内、表面进行的照射治疗。临床上用于腔内近距离放射治疗的有直肠癌、食管癌等。

2.后装技术　是一种近距离放射治疗技术，先在患者的治疗部位放置不带放射源的容器，然后再设法将放射源通过导管送到已安放在患者体腔内的放射容器内，进行放射治疗。由于放射源是后来装上去的，故称之为后装。后装放射治疗通常被用来治疗发生在人体自然管腔内的肿瘤，如食管癌、宫颈癌等。

什么是三维适形放射治疗？

三维适形放射治疗又称立体适形放射治疗，其疗效显著优于常规放射治疗。适形放射治疗可以使照射野的形状与肿瘤形状一致，即高剂量区分布的形状在三维方向上（前后、左右、上下）与肿瘤的形状极其一致，把肿瘤独立出来，尽量避开周围正常组织，达到既照射肿瘤又保护正常组织的目的。这一技术已广泛用于肝癌、前列腺癌、中枢神经系统肿瘤等。

什么是调强适形放射治疗？

调强适形放射治疗简称调强治疗，从三维适形放射治疗基础上演变而来，被视为放射治疗史上的一场革命，是当前放射治疗技术的主流。

调强治疗技术在放射野的形式与肿瘤形状一致的条件下，再对放射野内的每个点的剂量进行调整，使照射剂量分布与肿瘤组织的密度一致，进一步提高肿瘤内照射剂量使正常组织接受的照射剂量降至最低，以提高疗效减少并发症。调强治疗主要适合于前列腺癌、鼻咽癌、乳腺癌、肺癌、胰腺癌、肝癌等。

如何护理放射治疗患者？

1. 放射治疗前

（1）进行放射治疗前，医师会仔细确定照射的范围（照射野），并用特殊墨水对照射野描绘明显的标记，要注意保护，不要洗掉，不能自行描绘增减。嘱患者保护好照射野范围内的皮肤和组织，保持皮肤清洁，不要抓挠，禁忌任何化学或物理因素的刺激。

（2）改善饮食，戒烟酒，以高维生素、高蛋白饮食为佳，不吃生、硬食品及辛辣刺激性食品。如病情较轻，可适当进行活动与锻炼。

（3）患者着宽松、穿脱方便的衣服，以减少在放射治疗室停留的时间。放射治疗时只有患者一人在室内，有任何需要或不适时千万不要动，举手示意或呼叫医护人员，医护工作人员可在操作台通过监视仪看到或听到，并及时满足患者的需求。

2. 放射治疗后

（1）放射治疗区皮肤要继续保持清洁，避免日晒、摩擦或抓挠，不滥用酸性、碱性、碘酒、油膏等药品。发现受照皮肤破溃及时处理。

（2）鼻咽、口腔放射治疗后要保持鼻咽、口腔卫生；妇科肿瘤患者要每日进行阴道冲洗；喉部、肺在治疗后要防止感冒及呼吸道感染，避免喉部水肿和急性放射性肺炎的发生。

（3）定期复查：放射治疗结束后3个月应全面检查，若发现有残留病灶，应及时补充治疗。治疗2年内每3个月复查1次，以后每半年复查1次直到第5年，再以后可1年1次复查。

（4）头颈部放射治疗后2年内禁止拔牙，以免引起颌骨骨髓炎。

 放射治疗需要多长时间？

放射治疗时间的长短，是根据总放射剂量和不同部位、不同肿瘤放射生物效应的不同，由医生决定的。一般需要6～8周的时间，每天照射一次，每周照射5d，休息2d。这样有利于正常细胞、组织的恢复，保护患者健康的组织。在放射治疗过程中，尽量不要中断治疗，以免延长治疗时间，降低放射治疗效果。

放射治疗的不良反应有哪些?

放射治疗后不良反应与放射治疗部位密切相关。

1. 放射性口腔炎 口腔黏膜充血、红肿、疼痛、口干、溃疡,严重的可有黏膜糜烂、吞咽困难而影响进食。

2. 放射性皮炎 随着放射剂量的增加,皮肤可能出现色素沉着、瘙痒,严重的可出现水疱、糜烂等。

3. 消化道反应 食欲缺乏、恶心、呕吐、腹痛、腹泻等。

4. 骨髓抑制 白细胞减少、血小板减少等。

5. 放射性肠炎 里急后重、腹痛、腹泻、便中带血。

6. 放射性膀胱炎 尿痛、尿急、尿频、有血尿。

 放射治疗前为什么要在皮肤上画标记线?

放射线在杀灭肿瘤细胞的同时,不可避免地会伤害正常的组织或器官。为有效地杀灭肿瘤细胞,尽可能地减少对正常组织和器官损伤,所以在定位后用皮肤墨水在放射区皮肤上画上标记,以便工作人员在放射治疗过程中准确操作。虽然这种墨水画在皮肤上不易褪色,但数天至1周后因种种原因而使标记线的颜色变浅或部分脱落,千万不要等标记线不清晰时再找医师重新描画。一旦皮肤画线褪色,绝对不可以自己描画,以免出现偏差,对患者的身体造成危害。

 放射治疗有哪些不良反应?

老年人的放射治疗反应比年轻人要重。在放射治疗结束后一段时间,正常细胞会自动修复,不良反应只在治疗期间出现,属于"急性放射治疗反应"。

(1)全身症状,疲倦、记忆力衰退、头发脱落、性欲减退等。

(2)治疗区域出现皮疹等皮肤反应、口腔干燥。

(3)被照射脏器的反应:肺癌患者出现呼吸困难、咳嗽、进食疼痛等;胃肠道肿瘤患者会引起恶心、呕吐或腹泻等。

此外,有些放射治疗的不良反应是长期存在的,这是由于正常细胞受放射损伤后不能修复所致,被称为"后期放射治疗反应",如贫血和儿童发育智力障碍。一些受累及的器官如大脑、肝、骨和肌肉等功能衰退。

 为什么直肠癌放射治疗后会出现血尿?

膀胱和直肠都位于下腹部，位置非常接近，直肠放射治疗时射线从身体的前方、后方进入，不可避免地要穿过膀胱，使其受到射线照射，造成黏膜损伤，引发放射性膀胱炎，在放射治疗期间表现为尿频、尿急、尿痛、血尿。实际上，不只是直肠癌，凡是盆腔肿瘤放射治疗都有可能累及膀胱，如子宫、卵巢、软组织、淋巴结、骨转移病灶等，都可能造成血尿。放射治疗结束后大多数患者放射性膀胱炎会好转，小部分在放射治疗结束后大约6个月后，可因放射治疗后膀胱内血管壁硬化破裂出血，再次出现血尿。

 放射性皮炎早期表现有哪些?

放射性皮炎多发于颈部、腋下、肛门及腹股沟等皮肤薄嫩、多褶皱、湿度大的部位。放射性皮炎早期表现为红斑、水肿、色素沉着、干性皮炎、湿性皮炎等。

 皮肤的放射反应有哪些?

皮肤的放射性反应一般分为Ⅳ度。

Ⅰ度：照射野内皮肤潮红，又称放射性红斑反应。

Ⅱ度：照射野内皮肤出现毛囊丘疹、脱皮或脱发、局部干性脱皮等，同时局部皮肤有灼热感。

Ⅲ度：照射野内皮肤出现水疱、表皮渗液、剥脱，又称湿性放射性皮肤反应。

Ⅳ度：在Ⅲ度基础上，照射野内的皮肤发生溃疡。

 放射治疗期间如何保护皮肤?

放射治疗期间皮肤一旦破溃不仅影响治疗，破溃处还会经久不愈，形成反复感染的溃疡面。

1. 放射治疗前注意保护皮肤，预防破溃。应将放射野的皮肤暴露，透气并保持干燥；穿棉质、柔软、宽松、透气的衣服，减少摩擦，颈部放射治疗可穿无领衣服，减少对局部皮肤的刺激。

2. 外出时戴上遮阳帽（伞），防止日光直接照射放射野内皮肤。

3. 保持放射区皮肤的清洁、干燥。放射区皮肤发痒时，只能用手掌轻轻拍打，千万不能用手抓挠。皮肤出现脱屑时也不能用手撕剥，以免引起出血、感染。

4. 放射区不能贴胶布，洗澡时不能搓洗放射区皮肤，但可用温水和毛巾轻轻蘸洗。洗澡用流动水冲洗，不用肥皂，禁用刺激性药物涂抹，如碘酒、酒精等，保持放射野标记完整清晰。

5. 出现破溃产生湿性皮炎时应根据医嘱暂停治疗，用含抗生素和地塞米松的软膏外敷，或用硼酸溶液湿敷，推荐使用重组人表皮生长因子凝胶、湿润烧伤膏（商品名：美宝）、奥可喷等外用，使皮肤破损处尽快愈合；忌用凡士林软膏外敷。

 什么是放射性食管炎？

1. 临床症状　接受放射治疗的食管癌患者，放射治疗 10 ~ 15 次以后出现胸骨后不适、吞咽疼痛的感觉，随着放射治疗次数增多，这种疼痛感觉逐渐加重。因为在照射胸前区食管病灶时，造成黏膜充血、水肿，形成放射性食管炎，多为暂时症状，放射治疗停止后逐渐恢复正常。

2. 分级

（1）0 级：无变化。

（2）Ⅰ级：轻度吞咽困难或吞咽疼痛需用表面麻醉药，非麻醉药镇痛或进半流软食。

（3）Ⅱ级：中度吞咽困难或吞咽疼痛需麻醉药镇痛或进流质饮食。

（4）Ⅲ级：重度吞咽困难或吞咽疼痛伴脱水或体重下降 > 15%，需鼻饲或静脉补充营养。

（5）Ⅳ级：完全阻塞、溃疡、穿孔或瘘管形成。

 如何护理放射性食管炎？

1. 心理护理　患者出现吞咽异物感，疼痛，黏液增多，进行性吞咽困难，会认为是病情进展，导致心理负担加重，所以心理护理就非常重要。建立良好的护患关系，护士应主动与患者沟通交流，鼓励其说出内心感受，放射治疗前向患者详细介绍治疗的目的、进程、可能出现的反应及处理方法和注意事项；分享病友的亲身体验；调动家庭支持系统，多陪伴关心患者，以消除患者紧张、焦虑不安的情绪，使身心处于最好的状态来接受治疗。

2. 口腔护理　　口腔清洁卫生对减轻放射性食管炎非常重要。坚持早、晚刷牙，建议患者用温盐水、朵贝液或呋喃西林液交替漱口，避免细菌侵入食管黏膜，加重放射性食管炎。

3. 饮食护理

（1）指导患者进流食、半流食或易吞咽的饮食，鼓励多进高蛋白、高维生素、低脂肪、易消化的食物。

（2）进食时需细嚼慢咽，以免块状物滞留在食管狭窄处，减少食物对黏膜的化学性刺激及物理性损伤。

（3）忌烟酒、酸食、过咸、辛辣刺激性的食物，忌粗纤维、硬、煎、炸食物，防止骨头、鱼刺等损伤食管黏膜。

（4）不吃糯米团等黏性食物，以免食物黏滞在食管表面形成梗阻。

（5）进餐后不宜平卧，以免引起食物及消化液反流，加重食管黏膜的炎症。

（6）食物温度以温凉为主，温度过高会烫伤食管黏膜，或使放射治疗后初愈的黏膜再受损伤。

（7）每次进餐前后饮少量的温开水冲洗食管，减少食管表面食物的残留，保持食管清洁，减轻黏膜充血、水肿和食管炎的症状。

（8）对于食管癌放射治疗前就有明显吞咽困难的患者，为防止放射治疗中出现放射性食管炎，进一步加重吞咽困难甚至梗阻，可留置胃管，进行肠内营养或留置中心静脉导管进行肠外营养，以保证营养供给。

4. 疼痛的护理　　注意观察患者疼痛的部位、性质、程度、持续时间，教会患者采用自我放松术、听音乐、与他人交谈等来分散注意力。口服镇痛、抗生素、保护消化道黏膜的药物。常用地塞米松、利多卡因、庆大霉素入生理盐水 100ml 中分次含服，具有抗炎镇痛作用。

 放射治疗期间为什么每周要查一次血象？

放射治疗对造血系统的影响及患者食欲下降、进食过少都可使血细胞减少，尤其是对大型骨、脾、扁骨（如颅骨、肋骨、骨盆、脊柱）的放射治疗，可抑制血细胞的生成，造成骨髓抑制，使白细胞和血小板减少，以致出现严重感染、全身乏力，皮肤出血点、瘀斑。所以在放射治疗期间至少 1 周查 1 次血象，监测血细胞的变化，及早对症治疗，以保证放射治疗的顺利进行。

 如何护理白细胞减少？

放射治疗患者最常见的并发症是白细胞减少。当白细胞低于 $3.0 \times 10^9/L$ 应暂停放射治疗，注意以下几点。

1. 少到人多的地方，同时减少探视和陪护人员，避免院内交叉感染。保持口腔、皮肤、肠道、会阴等部位清洁。

2. 注意休息，多进高热量、高蛋白、高维生素的饮食，以增强机体抗病能力。

3. 必要时遵医嘱使用升白细胞的药物，如重组人粒细胞集落刺激因子注射液 $300\mu g$ 皮下注射，安多霖胶囊口服每日 3 次等。

4. 保持健康愉快的心情。

 如何护理放射性直肠炎？

放射性直肠炎一般多出现在放射治疗后 1～2 周，表现为腹泻、排出黏液或血样便、里急后重、疼痛。持久便血可引起缺铁性贫血。肠镜检查可见黏膜水肿、充血，严重者可有糜烂或溃疡。放射治疗结束后长期不愈，可引起纤维化或狭窄。

1. 避免进食含纤维素较多或对肠壁有刺激的食物，宜食用少渣、低脂及产气少的食物。如胡萝卜、菠菜等，既润肠又补充维生素。

2. 保持肛门及会阴部清洁，穿宽松内裤，每日温水冲洗肛门及会阴部。症状明显者，可在肛门、会阴部热敷以减轻症状，口服消炎药。

3. 有出血者可用消炎药，腹泻明显者，可用缓泻药；疼痛明显者，可用吲哚美辛栓。

 如何护理胃癌放射治疗患者？

1. *心理护理*　放射治疗前讲明放射治疗中，可能出现的食欲缺乏、恶心、呕吐等，2～3 周可以自愈。

2. *饮食护理*　选择高热量、高蛋白、高维生素、易消化的食物。并嘱患者戒烟戒酒，必要时给予止吐药及静脉补充营养。

3. 腹部护理　严密观察患者有无腹痛、腹泻，腹部有无压痛，腹肌紧张及肠鸣音情况，监测血液胰淀粉酶是否升高。

4. 血象观察　每周检查 1 次血常规。若白细胞仍未上升，需停止放射治疗，对患者采取保护性隔离措施。

5. 皮肤护理　照射野皮肤保持干燥，禁贴胶布及用热水袋，禁肥皂水擦洗；用柔软敷料保护，忌用手抓痒，若已溃烂，用暴露疗法，外涂康复新等；禁用含金属药物。

6. 放射性肺炎的护理　应立即停止放射治疗，给予大剂量抗生素加激素。呼吸困难时氧气吸入，保持呼吸道通畅，半卧位休息，监测体温，遵医嘱给予对症处理。

 肝部肿瘤放射治疗有哪些注意事项？

1. 左半肝　如果肿瘤在左半肝，和胃接近，随放射治疗时间的延长和放射治疗剂量的积累，会有胃部不适，轻则食欲缺乏，重则恶心、呕吐。可遵医嘱使用胃复安或维生素 B_6 等减轻不良反应。饮食上要少食多餐，放射治疗前尽量少食，待放射治疗后再补充食物，有利于营养的吸收。

2. 肿瘤在全肝　进行移动条放射治疗时，一般是从右到左，等出现不良反应时，放射治疗也即将结束。肝癌患者在整个放射治疗过程要多休息，少活动，少食多餐，食用高蛋白低盐、低脂食物。不要经常洗澡以免冲洗掉放射野标记。保持精神状态良好，按计划顺利完成放射治疗。

 骨转移癌放射治疗时有哪些注意事项？

肿瘤侵犯骨或椎体时，由于骨质的破坏，在体位不当时容易发生骨折，因此应重点保护患者，避免摔、扭伤。放射治疗过程中，特别是上、下治疗床时，一定要保持正确的体位，搬运患者时应由两人或两人以上同时搬动，禁止扭、拖、拽等动作，以免加重疼痛甚至引起骨折。局部放射治疗 3～5 次后，由于组织充血水肿，疼痛可能加剧，以后会逐渐缓解。若患者主诉治疗期间有不能解释的疼痛，应警惕病灶恶化或病理性骨折的发生。

如何护理脑部放射治疗引起的颅内压增高？

1. 及时给予脱水治疗。

2. 在无休克的情况下抬高床头 15°～30°，限制水的摄入量，保持呼吸道通畅，必要时可吸氧，改善脑组织缺氧。

3. 快速静脉滴注 20% 甘露醇 125ml，并壶入地塞米松 2～5mg。

4. 患者头偏向一侧。防止呕吐物吸入呼吸道而引起窒息。

5. 出现抽搐应立即给予地西泮 10mg，并刺激人中。

6. 牙关紧闭的患者必要时使用开口器，注意患者人身安全，防止坠床。

7. 应保持水、电解质平衡。

 胆囊癌放射治疗有哪几种？

主要有术中内照射和术后体外照射。

1. 术中内照射 适于行姑息手术患者。姑息性胆囊癌手术一般配合术中内照射，用回旋加速器产生的电子束照射肝切缘，肝、十二指韧带可能残存的癌灶，一次照射剂量为 20～30Gy，放射治疗后可在一定程度上减轻胆囊癌患者黄疸和疼痛症状。

2. 术后体外照射 适于胆囊癌根治术、切除术后及手术不能切除者。总量为 30～50Gy，共进行 3～4 周。照射范围为肿瘤原发病灶部位和肝门附近。若患者病情允许给予适当剂量放射治疗，一般主张大剂量放射治疗，用量为 70Gy，在 7～8 周完成，此做法可能延长患者生存期。如在照射中黄疸加深，或持续性疼痛，或 B 超检查病变较前发展，一般认为放射治疗无效，应立即终止照射。

 如何护理胆囊癌放射治疗的患者？

1. 注意饮食的调节：胆囊癌患者胆汁排泄不畅影响食物的消化和吸收，特别是高脂肪食物更难消化，患者常表现、食欲缺乏、腹胀、大便不调。选择易消化吸收并富有营养的食物，如新鲜水果和时令蔬菜，少吃或不吃高脂肪食物，禁烟禁酒，多饮水。

2. 心理护理：情绪对疾病的发展、治疗效果及预后都有着重要关系。医护人员应鼓励患者保持愉快的心态，树立战胜疾病的信心，积极配合治疗。

3. 卧位：静卧休息时应保持舒适的卧位，一般以左侧卧位、仰卧位为佳，以防胆囊部位受压。

4.鼓励患者做力所能及的事，以转移不良情绪，自我调理心态，如练太极拳、散步、听科普知识，参加健康大讲堂等，做到动静结合。

5.密切观察体温、脉搏、呼吸、血压生命体征变化情况，防止并发症的发生。

《第六章

分子靶向治疗与免疫治疗的护理

 什么是肿瘤分子靶向治疗?

肿瘤分子靶向治疗是指治疗药物到达肿瘤分子发生的重要分子靶点,通过与受体或者调节分子结合,下调这些受体的表达或下游基因的活化,达到程序化逆转肿瘤细胞分化的能力,或者间接靶向肿瘤新生血管,使肿瘤细胞缺血而产生凋亡、坏死。

以阻滞肿瘤的增殖、进展相关的分子为目标而开发的新型抗肿瘤药物被称为分子靶向治疗药物。

 肿瘤信号转导通路有哪些?

细胞信号转导通路的研究与分子靶向药物的研发关系密切,正是基于对恶性肿瘤增殖、侵袭、转移及凋亡等信号转导通路的深入认识,才形成了分子靶向治疗的理论基础。一般来说,信号(包括激素、生长因子及细胞因子)与细胞表面或细胞膜中的受体结合,细胞接受分子信号,该信号再通过细胞膜经一系列步骤传递给细胞内分子,后者再活化转录因子。这一系列的信号活动被称为信号转导通路。信号转导对机体的细胞生长、分化及各种细胞功能的协调是必需的,理论上讲,影响信号转导通路的任何一个环节都有可能开发出抗肿瘤新药。

临床常用的肿瘤信号转导通路包括:蛋白酪氨酸激酶信号转导通路、VEGF(血管内皮生长因子)信号转导通路、PI3K/Akt/mTOR 信号转导通路、p53 基因信号通路、JAKs–STAT 信号转导通路、Hedgehog 信号转导通路等。

 分子靶向药物如何分类?

一般根据药物的作用靶点或药物性质进行分类,目前临床上常用的抗肿瘤

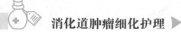

靶向治疗药物主要有以下几类：

    1. 抗肿瘤血管生成。

    2. 单克隆抗体。

    3. 小分子酪氨酸激酶抑制剂。

    4. 多靶点抗肿瘤药。

 靶向治疗药物与传统化学治疗药物有哪些区别？

    见表 6-1。

表 6-1　靶向治疗药物与传统化学治疗药物的区别

	靶向治疗药物	化学治疗药物
杀伤模式	肿瘤的间接杀伤或抑制（靶点）	肿瘤细胞直接杀伤
作用靶点	肿瘤特有结构受体，因子，酶蛋白，基因	干扰代谢，破坏 DNA、RNA
选择特异性	有选择　副作用小	无选择　副作用大
治疗效果	效果明显	差异性大
不良反应	消化和造血系统等	少有，但有独特反应

 用于消化系统肿瘤的靶向药物有哪些？

    1. 大肠癌　西妥昔单抗、帕尼单抗、贝伐单抗、阿柏西普、瑞格菲尼。

    2. 胰腺癌　厄洛替尼。

    3. 肝癌　索拉非尼、瑞格非尼。

    4. 胃癌　曲妥珠单抗、阿帕替尼（国内适应证）。

    5. 胃肠间质瘤。　伊马替尼、舒尼替尼。

    6. 食管癌　尼妥珠单抗。

 输液反应常见于哪些靶向药物？

    输液反应多见于单克隆抗体类的靶向治疗药物，如利妥昔单抗、西妥昔单抗、曲妥珠单抗、贝伐单抗等治疗的患者，多发生于初次使用时。

    典型的输液反应发生在第 1 次用药后的 30 ～ 120min。轻度反应表现为寒战、发热、乏力、面色发红、恶心、呕吐、心动过速、呼吸急促和胸背部疼痛等；严重反应如低氧血症、血管神经性水肿、支气管痉挛、急性呼吸窘迫综合征、心肌梗死、心室颤动、心源性休克等。其发生机制与炎症介质如肿瘤坏死因子 – α 和干扰素 – γ 等介导有关。

 如何护理输液反应？

发生输液反应应暂时减慢或停止滴注药物，如患者的症状改善，则可将滴注速度逐渐提高，配制好的输注液不应静脉推注或快速滴注。减慢滴注速度及使用前给予盐酸异丙嗪、吲哚美辛、糖皮质激素等能有效减少不良反应的发生。

 皮肤不良反应常见于哪些靶向药物？

皮肤的不良反应多见于作用于表皮生长因子（EGF）的药物，如易瑞沙（吉非替尼片）、特罗凯（盐酸厄洛替尼片）、爱必妥（西妥昔单抗注射液）。表皮生长因子受体（EGFR）主要集中分布在皮肤的基底层和基底上层。皮肤中EGFR，能刺激表皮细胞生长、抑制其分化、保护细胞抵抗紫外线损伤、抑制炎症并加速创面愈合。角质细胞是 EGFR1 介导皮肤毒性的作用靶点，研究表明，EGFR1 对皮肤黑色素细胞和成纤维细胞均无作用。EGFR1 作用于增殖的未分化角质细胞，药物对该信号通路的抑制改变了角质细胞增殖、分化、迁移和黏附的能力，导致角质细胞凋亡，凋亡的细胞积聚在真皮下导致皮肤进一步损伤，最终形成触痛、丘疹脓疱、甲沟炎等。皮疹程度与患者预后有一定相关性，如脱发、红斑、甲下出血等反应在化学治疗时也比较常见，特殊的如毛发色素减退，在化学治疗中从未出现，需要采取不同的处理措施。

皮肤反应常见的症状主要为皮疹和手足皮肤反应，其他还有皮肤瘙痒、皮肤干燥、皮肤颜色改变、黏膜炎（口腔炎）、甲沟炎、皮肤皲裂等。

 靶向药物所致皮疹的临床特征有哪些？

皮疹常见分布于面部T区、颈部、耳后、肩部、上背部及胸部，下背部、臀部、腹部少见。其特征为脓包性皮疹（没有白色或黑色粉刺头），在红斑基础上伴皮肤瘙痒。

皮疹的发展通常经历以下阶段：

1. 第 0 ~ 1 周　感觉障碍伴皮肤红斑和水肿。

2. 第 1 ~ 3 周　丘疹脓疱性皮疹（即粉刺或痤疮样皮疹），局部破溃，剧烈瘙痒。

3. 第 3 ~ 5 周　结痂，瘙痒和皮肤破溃症状略减轻。

4. 第 5 ~ 8 周　红斑、毛细血管扩张症；皮肤干燥和瘙痒则常出现于躯干及下肢。

 什么是手足综合征?

几乎50%患者发生手足综合征，表现为麻木、感觉迟钝、感觉异常、麻刺感、无痛感或疼痛感，皮肤肿胀或红斑、脱屑、水疱或严重的疼痛。皮炎和脱发较多见，但严重者很少见。在接受希罗达治疗期间服用维生素 B_6（200mg/d）对手足综合征的预防和治疗起到良好的效果。涂绵羊油或护手霜防止手足干燥。在服用希罗达期间尽量减少日光直接照射。在发现手足有麻木、红肿时应尽量减少活动。

 手足综合征与痤疮样皮疹如何分级?

1. 手足综合征

（1）1级：无痛性轻微皮肤改变或皮肤炎（如红斑，水肿，角化过度）。

（2）2级：痛性皮肤改变（如剥落，水疱，出血，肿胀，角化过度）。影响日常生活、活动。

（3）3级：重度皮肤改变（剥落、水疱、出血、水肿、角化过度），伴疼痛，影响日常生活。

2. 痤疮样皮疹　出现丘疹和脓包，主要出现在面部，头皮，上胸部和背部。

（1）1级：丘疹和脓疱＜10%的体表面积，伴有（不伴有）瘙痒和敏感。

（2）2级：丘疹和脓疱10%~30%的体表面积，伴有（不伴有）瘙痒和压痛，伴心理影响，影响日常生活。

（3）3级：丘疹和脓疱＞30%的体表面积，伴有（不伴有）瘙痒和压痛，影响日常生活，需要口服抗生素治疗二重感染。

（4）4级：丘疹和脓疱遍布全身表面，伴有（不伴有）瘙痒和敏感，需要静脉给予抗生素治疗广泛的多重感染，危及生命。

如何护理靶向药物所致的皮疹?

1. 轻度皮疹　不干预，日常生活中保持皮肤清洁和湿润，或局部使用地塞米松软膏、甘油洗剂等。

2. 中度皮疹　可局部使用 2.5% 氢化可的松软膏或红霉素软膏，如能使用专业的肿瘤护理类产品（如艾沃保湿修护霜、艾沃保湿喷雾）将会更有效地减轻皮肤症状，提高患者生活质量。口服氯雷他定，若合并感染，则选择合适的抗生素进行治疗。

3. 重度皮疹　必要时可给予冲击剂量的甲泼尼龙，可减少 EGFR 抑制药的用量。使用专业的肿瘤护理类产品（如艾沃保湿修护霜、艾沃保湿喷雾），合并感染时给予抗生素治疗。若重度皮疹治疗 2 ～ 4 周后仍未缓解，则考虑暂停用药或终止治疗。

 如何对皮肤不良反应的患者进行健康教育?

1. 加强与患者的沟通和交流，用药前即应告之可能发生的皮肤不良反应。

2. 正确解释皮疹严重程度与生存获益的关系，增强患者正确应对皮肤不良反应的信心。

3. 指导患者采取正确的预防措施

（1）应避免抓挠，穿舒适、柔软的衣服。

（2）避免强烈阳光刺激皮肤：建议使用 SPF > 18 的广谱防晒用品。

（3）保持皮肤卫生，勿接触碱性和刺激性强的洗漱用品，沐浴后涂抹温和的润肤露或硅霜、维生素 E 软膏以预防皮肤干燥。

（4）EGFR 抑制药治疗前 1 周用温水泡足，或盐水 + 白萝卜片（或花椒）煮沸泡足，涂抹润肤露或硅霜以预防足部皮疹的发生。

（5）积极治疗足癣。

（6）局部按医嘱给予止痒药膏，禁涂刺激性药物。

 如何护理靶向治疗所致的心脏毒性?

1. 心脏毒性包括心脏收缩或舒张功能异常、心律失常、心肌炎、心包炎及心力衰竭等。心脏毒性是曲妥珠单抗最主要的不良反应，单用药时，心脏毒性的发生率为 4% ～ 7%，与蒽环类化学治疗药物联用时，心力衰竭的发生率可高达 27%，心脏毒性的主要表现为心功能不全及心率异常的体征和症状，如心悸、胸闷、心动过速和心律失常等，严重时可出现呼吸困难、端坐呼吸、肺水肿、S3 奔马律或射血分数降低。

2. 用药期间给予心电监护至输液完成后 1h；发生轻微反应，如心悸、心动过速时可给予普萘洛尔对症治疗，出现严重症状时应立即停药，并采取相应抢救措施，床旁应常规备吸氧等急救设备和药品；每次治疗前或间隔 1 次进行心肌酶谱、心电图、超声心动图、心功能等检查，重点监测 LVEF 的变化，若 LVEF 从基线水平下降至 ≤ 50% 时，应考虑停药。

3. 治疗前先了解患者有无心脏病病史，查看心电图检查结果；观察病情，倾听患者主诉，监测心率、节律的变化，必要时心电监护；监测生化相关指标，预防电解质紊乱（血钾失调、钙离子紊乱等）；注意休息，减少心肌耗氧量，减轻心脏的负荷；少量多餐，避免加重心脏的负担；一旦出现心功能损害，主要治疗方法同一般的心肌病，如卧床、扩血管药物、利尿药物、强心药物等。

 如何护理靶向治疗所致的高血压？

血压升高在分子靶向治疗患者中比较常见，大多数为轻至中度，停药后可缓解。贝伐珠单抗可显著增加所有级别高血压的发生率。其机制可能是抗血管生成药物抑制了 VEGF 通路的活化，NO 生成减少（影响血管平滑肌舒张），降低血管顺应性，引起血压升高。

缓解患者紧张情绪；指导合理饮食 低胆固醇、低盐、高纤维、优质蛋白、清淡饮食；密切观察血压变化，必要时停药及降压治疗；注意观察患者有无头痛、头晕、心悸等症状，及时发现病情并告知医师。

 如何护理靶向治疗所致的出血？

靶向治疗引起的出血可分为两类：一是皮肤黏膜的少量出血，一般症状轻微，主要是鼻出血；另一种是肿瘤相关性出血，一般为严重的大出血，如咯血、脑出血、胃肠道出血等。临床研究显示贝伐珠单抗联合化学治疗可使肿瘤患者出血不良反应的发生率升高。其确切机制仍不明确，可能与抑制 VEGF 后，内皮细胞更新修复功能丧失、血小板功能抑制，使机体易于出血，还可能与肿瘤坏死、侵蚀血管壁等有关。索拉非尼和舒尼替尼引起的出血一般比较轻微。

在整个治疗期间应密切监测大便隐血、出凝血功能、血压及相关临床症状体征等。1 ~ 2 级出血无须调整剂量，但 3 ~ 4 级需永久性停药。手术患者至少应停用贝伐珠单抗 4 周以上，术后 28d 且伤口愈合良好才能恢复使用。

 如何护理靶向治疗所致的血栓？

　　血栓分为动脉血栓（ATE）和静脉血栓（VTE）。ATE 主要包括脑血管意外、短暂脑缺血发作、心肌梗死、心绞痛等。VTE 主要包括深静脉血栓、肺栓塞及血栓性静脉炎等。许多靶向药物除引起出血外还可导致血栓形成，如贝伐珠单抗、索拉非尼和舒尼替尼等，其机制可能是抑制了内皮细胞后，使内皮细胞增殖减少、凋亡增加，血小板–内皮细胞稳态受到破坏，血小板聚集、细胞外基质暴露，进而引起血栓形成。

　　发生任何级别的动脉血栓患者应永久性停药。静脉血栓的治疗包括溶栓治疗：尿激酶，抗凝治疗：低分子肝素、华法林。溶栓及抗凝治疗可导致继发性出血，护理上应注意观察患者有无出血征象，定期监测凝血时间和纤维蛋白原，密切观察患者生命体征、神志、瞳孔及头痛、头晕等症状，及时发现栓子脱落栓塞的征象。

 如何护理靶向治疗所致的腹泻？

　　口服靶向治疗药物多导致慢性腹泻，一般在开始治疗几天后出现，可持续整个治疗过程。

　　1. 表现　为大便变稀和次数增多，而不是水样便。

　　一级：每日腹泻次数不超过 4 次。

　　二级：每日腹泻 4 ~ 6 次或者夜间腹泻。

　　三级：每日腹泻 7 ~ 9 次或大便失禁和吸收障碍。

　　四级：每日腹泻 10 次以上或有眼观血便和需静脉补液者。

　　2. 处理　清淡饮食，避免可加重腹泻的食物如辛辣、油腻的食物，避免大便软化剂和纤维素。首次腹泻时即应开始对症治疗，常用的药物有易蒙停和泻特灵，对症处理后仍不能缓解的则应减量或停药。

 如何护理靶向治疗所致的口腔黏膜炎？

　　典型表现为萎缩、肿胀、红斑、溃疡。护理措施包括饭前及睡前刷牙漱口，保持口腔卫生；尽量吃软食，少量多餐，忌吃过硬过冷、过热及辛辣食物；可用过氧化氢与生理盐水 1∶1 混合液进行口腔消毒。

 如何护理靶向治疗所致的呼吸系统不良反应?

最严重的是间质性肺病,临床表现为发热、干咳、喘憋,严重者可出现呼吸衰竭。胸部 CT 示双肺弥漫磨玻璃影,也可表现为条索影。

护理上注意用药前详细评估患者情况,高龄、有肺部疾病者禁用或慎用;严格掌握有关药物的剂量;应考虑与放射治疗之间的毒性协同关系;用药期间密切观察肺部症状和体征,停药后定期随诊。肺毒性一旦发生立即停药,应用皮质类固醇激素治疗,必要时予吸氧,半卧位,雾化吸入促排痰,做好生活护理。

 靶向药物为何要避免与葡萄柚、西柚等同服?

根据多项研究证明,葡萄柚能够抑制药物小肠内代谢 CYP3A4 酶的活性,导致经 CYP3A4 酶代谢的药物在体内代谢减少,药物在体内的浓度便会升高,CYP3A4 酶是人体最重要的药物代谢酶,参与了大约 50% 的临床药物代谢,这是西柚影响药物产生不良反应的根本原因。根据国外的实验数据显示,西柚与药物同时服用会使得药物比正常服用后的血药浓度大大提高,一般至少 3d 后柚子的效应才会减弱,所以建议服药的前 3d 或在药物半衰期期间避免吃西柚。由于西柚只对小肠内的 CYP3A4 酶有干扰作用,所以几乎只对胃肠道给药的剂型有较强的影响。另外,如抗过敏药、降血压药、降血脂药、降血糖药、镇静催眠药等经 CYP3A4 酶代谢的药物的口服剂型,也应注意。

 如何护理伊马替尼所致的毒性反应?

伊马替尼(商品名:格列卫)是络氨酸激酶抑制剂。常规剂量 400mg/d,从第 1 周期第 1 天开始口服,应该在早饭前后至少 1h,每天的同一时间服用。肿瘤进展后可遵医嘱增加剂量(600 ~ 800mg/d)继续服用。伊马替尼不能与葡萄柚、西柚或柚子汁一起服用。酮康唑、伊曲康唑、克拉霉素、伏立康唑等 CYP3A4 强抑制剂,CYP3A4 诱导剂如利副平、卡马西平等可能改变伊马替尼的代谢,禁止使用。

伊马替尼的主要不良反应包括血液学毒性和非血液学毒性,血液学毒性表现为白细胞、血红蛋白和血小板减少，程度与剂量相关。非血液学毒性常见有恶心、呕吐、腹泻、乏力、皮肤毛发色素减退、水肿和水钠潴留等，水钠潴留多表现为眼睑水肿，周围性或下肢水肿，严重时可出现胸腔积液、腹水。

 如何护理索拉非尼引起的手足综合征？

手足综合征的临床表现主要为手足麻木感，红斑肿胀、烧灼感、起疱、皮肤变硬、皲裂、脱屑，通常是双侧，主要发生部位在手掌和足底。出现在开始治疗后的 6 周内，尤其 2 周内。与传统化学治疗相比，索拉非尼引起的手足综合征的不同在于手指或足趾弯曲部位皮肤角质化。

口服维生素 B_6 每日 200mg，分 2 ~ 3 次服用，对预防手足综合征有一定疗效。

受损的皮肤保持湿润，睡前用温水浸泡手足，局部涂抹保湿霜或尿素软膏等；穿厚的棉袜，避免穿狭窄的硬底鞋，防止过度摩擦和过度受压；避免进行较重的体力劳动和激烈运动；外出时着长衣长裤，避免日光直接照射；避免接触洗衣粉、肥皂等化学洗涤剂。如出现水疱避免抓破感染，若指（趾）甲脱落、甲床渗血，需要使用生理盐水冲洗，再敷上消毒油纱。

 如何应用曲妥珠单抗？

1. **注意事项**　曲妥珠单抗的规格 440mg，20ml/ 瓶，药物保存在 4℃ 冰箱内。首次应给予负荷剂量 4mg/kg，将稀释后的溶液加入生理盐水 250ml 中静脉滴注 90min，以后每周 2mg/kg，静脉滴注 30min，3 周 1 疗程。剩余药液可在冰箱内保存 28d。不可静脉推注，不可与其他药物混用，不能用葡萄糖溶液稀释，因为葡萄糖可使蛋白凝固。一旦稀释后应立即使用，如有必要可在 2 ~ 8℃冷藏箱中保存 24h。

2. **不良反应**　曲妥珠单抗为生物制剂，会引起过敏反应如发热、寒战、皮疹等，处理基本同西妥昔单抗相似。本药还具有心脏毒性，尤其与多柔比星联用时较明显，对既往用过多柔比星和行胸部照射的也应注意。

 如何应用西妥昔单抗？

商品名：爱必妥，是表皮生长因子受体（EGFR）单克隆抗体，为人和鼠 EGFR 单克隆抗体的嵌合体，阻断与肿瘤细胞增殖有关的信号转导通路，抑制细胞增殖，抗血管生成和转移，促进细胞凋亡。用于治疗 *K-ras* 基因野生型的（mCRC）。

1. 配置

（1）环境准备：层流安全柜。

（2）用物准备：无菌手套、50ml 注射器、无菌真空输液袋、输液器、随药物配送的过滤孔径 ≤ 2μm 的同轴过滤器。

（3）洗手、戴口罩、戴无菌手套，再次认真查对医嘱。

（4）用 50ml 注射器自瓶内抽吸所需药液注入无菌真空输液袋内，认真核对医嘱，确保剂量抽取精确，不可再用溶剂稀释。

（5）严格无菌操作，不可直接使用原玻璃瓶滴注，抽取药液时不要注入空气，不使用排气管。

（6）注意事项：熟悉药品规格 50ml/ 瓶，100mg/ 瓶；药品应避光于 2 ~ 8℃条件下保存，禁止冷冻和用力振荡，避免阳光直射；注意现用现配，药物配好后立即使用。如不能使用，最多可在室温 25℃条件下保存 8h；配制前检查有效期及包装是否完整。

2. 输注流程

（1）输注药物前先用 0.9% 氯化钠 100ml 连接输液器和同轴过滤器，连接上套管针或 PICC。

（2）初次用药前可使用地塞米松 5 ~ 10mg 预防超敏反应。以后每次给药前 30min，必须给予抗组胺药（如苯海拉明 40mg 肌内注射）的预处理，以降低可能发生的输注反应。确定管道通畅后再换输该药。

（3）第一次用药时速度一定要缓慢，2h 以上输完。以后每次给药时间不少于 60min。初次滴速可从 30ml/h 开始，观察患者无不良反应后逐渐增加，最大滴速不得超过 5ml/min。

（4）注意观察有无急性过敏反应，根据医嘱在输注前、中及结束后 1h 进行心电监护，密切观察血压、脉搏、呼吸等以及是否有出汗、头痛等。如出现轻中度反应包括发热、寒战、恶心、皮疹等症状可减慢滴速，给予抗过敏治疗。

（5）严重的超敏反应多发生于初次滴注过程中或滴注后 1h 内，症状表现为急性气道阻塞（如支气管痉挛、喘鸣、嘶哑、说话困难）、风疹、低血压等，应立即停药，并进行紧急处理。用药后观察 1h 以上。

（6）静脉给药首次负荷剂量 $400mg/m^2$，以后 $250mg/m^2$，7d 给药 1 次。

（7）不能与其他药物混合输入。西妥昔滴注前后 1h，不应输注其他药物。如患者同一天需要输注其他化学治疗药，应在西妥昔滴注后 1h 输注，并更换输液器。输注后使用 0.9% 氯化钠 100ml 冲洗管道。

3. 常见不良反应 最常见不良反应是皮疹，出现的时间在用药后 3 周左右，出现的部位多在面部、前胸、后背等。其次，电解质紊乱以低钾、低镁较常见。

 如何应用贝伐单抗?

商品名：阿瓦斯汀（Avastin），是一种针对血管内皮生长因子 A（VEGFR-A）亚型的重组人源化单克隆抗体，能结合并中和 VEGF 的活性，阻断其活化而产生抗肿瘤作用。世界上第 1 个批准上市的 VEGFR 抑制剂用于治疗晚期结直肠癌。

1. 输注 贝伐单抗加入生理盐水 100ml 中需经静脉给药，每 3 周或 2 周给药一次。首次给药应持续 90min，第二次给药应持续 60min，之后所有的后续给药均持续 30min。常规剂量为 5mg/kg，2 次 / 周或 7.5mg/kg 3 次 / 周。

2. 不良反应

（1）高血压：是最常见的不良反应，总发生率约 22.4%。

（2）出血：根据肿瘤位置的不同可出现不同部位的出血，最常见的是鼻出血，发生率高达 50%。

（3）血管栓塞：分为动脉血管栓塞（ATE）和静脉血管栓塞（VTE）。一旦出现 ATE，应永久性停药。

（4）胃肠道穿孔及伤口愈合并发症：概率较低，多表现为腹痛伴恶心、便秘或其他症状。另外也会延迟伤口愈合，准备手术的患者必须停药 28d 以上。

（5）可能导致肾小球内皮细胞增殖降低和损害增加，发生率约 26.5%，须每两个周期留取 24h 尿检查。

 如何应用尼妥珠单抗?

1. 注意事项 100mg 尼妥珠单抗稀释于 250ml 生理盐水中，静脉输液给药，持续 60min 以上，1 次 / 周。本品稀释于生理盐水后，在 2 ~ 8℃可保持稳定 12h，严禁冷冻。在室温下可保持 8h，

2. 不良反应 主要表现为发热、血压下降、恶心、头晕、皮疹。其他还有肌肉痛、运动语言障碍、口干、潮红、下肢无力、嗜睡、丧失方向感、肌酐水平升高、白细胞减少、血尿、胸痛、口腔发绀。这些不良反应可使用常规剂量的镇痛药和（或）抗组胺药物予以治疗。

什么是肿瘤的免疫治疗?

肿瘤免疫治疗是应用免疫学原理和方法,提高肿瘤细胞的免疫原性和对效应细胞杀伤的敏感性,激发和增强机体抗肿瘤免疫应答,并应用免疫细胞和效应分子输注宿主体内,协同机体免疫系统杀伤肿瘤、抑制肿瘤生长。现今所说的免疫疗法主要有两种,一是细胞疗法,向患者输入激活的免疫细胞;二是干预疗法通过药物或疫苗激活患者体内的免疫细胞。

 什么是细胞免疫疗法?

细胞免疫疗法是采集人体免疫细胞,经过体外培养,使其数量成千倍增多,靶向性杀伤功能增强,然后再回输人体来杀灭血液及组织中的病原体、癌细胞、突变的细胞,打破免疫耐受,激活和增强机体的免疫能力,兼顾治疗和保健的双重功效。包括细胞因子诱导的杀伤细胞(CIK)疗法、树突状细胞(DC)疗法、DC-CIK细胞疗法、自然杀伤(NK)细胞疗法、DC-T细胞疗法。

 肿瘤免疫治疗如何分类?

根据作用机制分为三类:主动免疫治疗,被动免疫治疗,非特异性免疫调节剂治疗。

1. 主动免疫治疗 也称为肿瘤疫苗,主要是利用肿瘤细胞或肿瘤抗原物质诱导机体的特异性免疫和体液免疫,增强机体抗肿瘤能力,阻止肿瘤的生长、扩散和复发。目前最常用的肿瘤疫苗根据制备方法的不同可分为多肽疫苗、核酸疫苗、含蛋白疫苗、重组病毒疫苗、细菌疫苗。

2. 被动免疫治疗 又称为过继免疫治疗,是被动性地将具有抗肿瘤活性免疫抑制药或细胞转输给肿瘤患者,以达到治疗肿瘤的目的。被动免疫治疗与肿瘤疫苗不同,并不需要机体产生初始免疫应答,因此适用于已经没有时间和能力产生初始免疫应答的晚期肿瘤患者,如常用的西妥昔单抗、曲妥珠单抗等。

3. 非特异性免疫治疗 应用免疫调节剂通过增强机体的非特异性的免疫功能,激活机体的抗肿瘤免疫应答,以达到治疗肿瘤的目的。

如何储存与使用 Nivolumab？

1. 冰箱 2 ~ 8℃，避光冷藏保存。
2. 稀释后室温 6h 有效，冷藏 24h。
3. 单独通道。
4. 溶于 0.9 % 氯化钠或 5% 葡糖糖，30min 静脉滴注。
5. 稀释后的浓度应在 1 ~ 10mg/ml。
6. 治疗前不建议预防性用药（如糖皮质激素）。

 免疫治疗药物有哪些不良反应？

1. 广谱性　不良反应可出现在身体的任何组织和器官。
（1）畏寒，发热，疲乏。
（2）咳嗽，呼吸困难。
（3）皮肤瘙痒，皮疹，白癜风。
（4）口腔溃疡。
（5）听力下降，视物模糊，肢体麻木。
（6）转氨酶升高，甲状腺和肾上腺功能紊乱。
2. 滞后性　不良反应可出现在治疗后数周到数月。
免疫相关不良事件可出现在治疗过程中和停药后的任何时刻，推荐随访患者在治疗后 1 年。

 如何护理 Nivolumab 引起的输液反应？

输液反应表现为发热、寒战、头痛、皮疹、瘙痒、关节痛、低血压或高血压、支气管痉挛或其他症状。
1. Ⅰ级症状（轻度反应）　床旁监测患者，直至症状消失。
2. Ⅱ级症状（中度反应）　立即对症治疗，如抗组胺药、非甾体抗炎药、麻醉药、皮质类固醇、支气管扩张药等处理。停止液体的输注，并更换输液器输注生理盐水，肌内注射苯海拉明 50mg，床旁监测患者直至症状消失。皮质类固醇或支气管扩张药治疗也可以酌情使用。如果输注中断，症状消失时以原输注速度的 50 % 重新输注，如果 30min 后没有发生进一步的并发症，可按原来的速度滴注。以后再次输注 Nivolumab 前至少 30min 肌内注射苯海拉明。如有必要也可以用皮质类固醇，推荐剂量静脉注射高达 25mg 氢化可的松或相当的药物。

3. Ⅲ级或Ⅳ级症状（严重反应）　停止液体的输注，开始输注生理盐水，用支气管扩张药，肾上腺素 1∶1000 溶液 0.2 ～ 1mg 皮下注射，或 1∶10 000 溶液 0.1 ～ 0.25mg 缓慢静脉给药，和（或）苯海拉明 50mg 静脉注射加甲泼尼龙 100mg 静脉注射。观察患者直至症状不再复发。永久停止使用 Nivolumab。

4. 迟发超敏症状　如治疗后 1 周内出现局部或全身瘙痒，给予对症治疗如口服抗组胺药或皮质类固醇。

 如何护理免疫相关性肺毒性?

1. 肺炎不良事件为 1 级时　应监测患者的症状和体征，查动脉血气分析 1 次 /2 ～ 4 天。无须调整剂量，也可根据临床需要或对其他病因的检查诊断期间，考虑暂时停药。

2. 肺炎不良事件为 2 级时　暂时停药，监测症状及体征，视患者情况给予吸氧，给予全身糖皮质激素治疗，口服糖皮质激素 1 ～ 2mg/kg，3 ～ 5d 未改善者，增加糖皮质激素剂量；3 ～ 5d 症状加重者，应考虑采用较强免疫抑制药。一旦改善，在 ≥ 4 周内逐渐降低糖皮质激素的剂量，并考虑给予抗生素。

3. 肺炎不良事件为 3、4 级时　永久停药，给予患者持续低流量低浓度吸氧，请呼吸科会诊。口服糖皮质激素 2mg/kg。此外，还可以通过静脉大剂量注射用甲泼尼龙琥珀酸钠，输注前后静脉输注奥美拉唑，防止消化道应激性溃疡发生。若 3 ～ 5d 后未见改善应考虑其他检查并给予免疫抑制药。一旦改善，在 ≥ 4 周内逐渐降低糖皮质激素的剂量并考虑给予抗生素。

 如何护理免疫相关性肝毒性?

1. 肝炎不良事件为 1 级时　无须调整剂量，密切关注肝炎相关症状和体征（如黄疸、茶色尿、恶心、呕吐、食欲下降、肝区疼痛、出血倾向等），积极监测和评估肝功能。

2. 肝炎不良事件为 2 级时　可暂时停药，给予预防性保肝治疗，如果继续恶化可按 3 级或 4 级处理。若 ALT、AST 或 TBIL 升高，3 ～ 4d 复查肝功能并加强监测频率。若事件仍持续 3 ～ 5d 或出现恶化，考虑全身糖皮质激素治疗，如果 3 ～ 5d 未见改善应考虑给予强效免疫抑制药，一旦改善 ≥ 4 周内逐渐降低类固醇的剂量，并考虑给予预防性抗生素。

3. 肝炎不良事件为 3、4 级时 永久停药，全身糖皮质激素治疗，3 ~ 5d 未见改善，考虑给予强效免疫抑制药。请消化科会诊，辅以其他腹部检查及影像学检查。一旦改善≥4 周内逐渐降低类固醇的剂量，并考虑给予预防性抗生素。

第七章

微创治疗的护理

 什么是肿瘤的综合治疗？

　　根据患者的机体情况、肿瘤的病理类型、侵犯范围（病期）和发展趋势，有计划地、合理地应用现有的治疗手段，以期较大幅度地提高治愈率。具体到每一个患者，先明确肿瘤病理类型、肿瘤侵犯范围（也就是分期），关键在于肿瘤有无转移到其他部位，再结合患者的一般情况，确定具体用什么治疗方案，如手术、放射治疗、化学治疗、生物治疗、分子靶向治疗、微创治疗、中医药治疗等。

 什么是肿瘤微创治疗？

　　肿瘤微创治疗是指在无创或微小创伤条件下进行的肿瘤治疗。微创治疗包括：光动力治疗、射频消融（聚能刀）、氩氦刀治疗（冷冻治疗）、B超介入治疗、血管介入治疗、内镜介入治疗、激光治疗等。

　　微创手术相对于原来的传统手术有五大优点：创口小、疼痛轻、恢复快、住院时间短、出血少。

 什么是肿瘤的介入治疗？

　　肿瘤介入治疗是以影像诊断学和临床诊断学为基础，结合临床治疗学原理，在医学影像设备的引导下，利用简单器材获得病理学、细菌学、生理生化学、细胞学和影像资料，并通过导管等器材对各种肿瘤所进行的一系列治疗技术。

　　肿瘤介入治疗简便、安全、微创、并发症少、针对性强、患者痛苦少、康复快、毒副作用少，最大限度地保护正常器官，治疗效果明显，操作方便，并且能够重复施行。无须开刀，一般只需局部麻醉而非全部麻醉，降低了麻醉风险。

肝癌的介入治疗方法有哪些?

　　肝癌介入治疗是指经股动脉插管将抗癌药物和（或）栓塞剂注入肝动脉的一种区域性局部化学治疗，是非开腹手术治疗肝癌的首选方法。采用在不开刀暴露病灶的情况下，在血管、皮肤上做直径几毫米的微小通道，或经人体原有的管道，在影像设备（血管造影机、CT、MRI、B超）的引导下对病灶局部进行治疗的创伤最小的治疗方法。通常是在腹股沟的股动脉处打个小孔，把导管放进去，通过血管一直穿插到肝动脉的病灶处。

　　1. 经导管肝动脉栓塞（TAE）　是通过导管将栓塞剂选择性注入肿瘤血管和肿瘤供血动脉，阻断肿瘤供血，封闭肿瘤血管床，从而抑制肿瘤生长，将其"饿死"。

　　2. 导管动脉灌注（TAI）　是通过导管以等于或小于静脉给药的剂量动脉内灌注药物。这样可使靶细胞局部药物浓度提高和延长药物与病变接触时间，并且减少全身的药物总剂量达到提高疗效、减少副作用的目的。常用的主要是化学治疗药物。

　　3. 经导管肝动脉栓塞化学治疗术（TACE）　是经导管既给化学治疗药物又给栓塞剂，通过两种途径消灭肿瘤，也是目前临床上最常用的。适应证包括手术不能切除或切除不能根治的原发性或转移性肝癌。

 TACE 术常用哪些化学治疗药和栓塞药?

　　1. 常用化学治疗药物

　　（1）细胞周期非特异性药物：对增生细胞各期及 G0 期皆有杀伤作用，且呈剂量 – 效应依赖关系。常用药物包括丝裂霉素（MMC）10 ~ 20mg，多柔比星（ADM）20 ~ 40mg，表柔比星（EPI）40 ~ 60mg 等。

　　（2）细胞周期特异性药物：对增生细胞周期中某一期具有特异杀伤作用。常用药物有氟尿嘧啶 500 ~ 1000mg，顺铂 40 ~ 80mg 等。

　　2. 常用栓塞剂　为碘化油，能栓塞直径 0.5mm 的微血管，甚至可以充斥于癌细胞之中。目前碘化油最大剂量尚未确定，一般为 5 ~ 30ml。

如何护理肝癌介入治疗？

1. 术前准备

（1）完善各项检查：如心电图、CT 或 B 超等。

（2）备皮：范围上至耻骨联合下至大腿上 1/3 及阴毛，剪指甲，剃胡须，沐浴。

（3）食物以糖类、高维生素为主。

（4）术前禁食、禁水 2h，术前 30min 注射地西泮注射液。

2. 术后

（1）严密监测患者神志及生命体征变化。

（2）术侧下肢伸直平卧制动 6h，局部沙袋加压包扎 6h，卧床休息 24h。

（3）观察足背动脉搏动有无减弱或者消失、皮肤颜色是否苍白及温度是否下降，毛细血管充盈时间是否延长，穿刺处下肢有无疼痛和感觉障碍，以便及早发现股动脉血栓的形成。

3. 并发症护理

（1）胃肠道反应：肝癌行 TAE 或 TACE 术后由于造影剂、化学治疗药物的应用及术中牵拉血管引起迷走神经反射性兴奋等，可诱发患者术后恶心、呕吐。呕吐时嘱患者暂禁食，取侧卧位头偏向一侧，防止呕吐物误入气管，同时记录呕吐的量、颜色和性状，遵医嘱给予止吐药。嘱患者少量多餐，加强口腔护理，减少不良刺激。

（2）腹痛：术后由于栓塞肿瘤供血动脉引起缺血性疼痛及药物在肿瘤组织产生高浓度高效价杀伤作用，使肝组织局部发生水肿、坏死等，可致腹痛。越靠近肝包膜疼痛越剧烈。一般出现在术后 1 ~ 3d，3 ~ 5d 后若肿瘤已被成功栓塞，随肿瘤的梗死，疼痛逐渐缓解、消失。护士应密切观察疼痛的性质、部位、程度，并做好心理护理。轻度疼痛不做特殊处理，中度疼痛给予口服镇痛药或肌内注射强痛定等，剧烈疼痛给予吗啡。

（3）发热：发热是 TACE 术后常见并发症，为肿瘤组织栓塞后液化坏死并感染所致，如体温在 38.5℃以下，一般 5 ~ 7d 可自行消退；体温波动在 38 ~ 39.5℃，给予药物和物理降温，观察其降温效果，防止因大汗发生虚脱，鼓励多饮水，2000 ~ 3000ml/d。

（4）肝功能损害：术后患者可能因为肝脏缺血、缺氧及化学治疗药物影响等因素导致肝功能不同程度的损害，术后出现谷丙转氨酶、谷草转氨酶均不同程度的升高，白蛋白降低，部分患者可出现胆红素的升高，表现为黄疸加重、腹水，严重者出现嗜睡、肝性脑病等。对肝功能损伤患者嘱多卧床休息，保证充足睡眠。注意血象变化，并应保暖、预防感冒，观察患者的意识改变，进行保肝、护肝治疗，转氨酶可慢慢恢复。

（5）异位栓塞：异位栓塞与插管是否超选择、栓塞药反流及栓塞药脱落有关。肝癌患者行TACE时常见受累动脉有胆囊动脉、胃十二指肠动脉、脾动脉等，从而引起胆囊梗死和胆道损伤、胃黏膜病变、上消化道出血和穿孔、胰腺炎和胰腺梗死、脾栓塞。故应注意观察患者腹痛的部位、性质和程度。受损器官一般通过血管再通而恢复正常，严重者给予对症处理，处理措施包括吸氧、静脉应用激素、疏通和扩张血管药物，以减少组织梗死的程度和范围。肺栓塞和肺梗死发生时，患者表现为咳嗽、胸闷和呼吸困难，应立即吸氧、取健侧半卧位，应用激素对症处理；也可发生于术后患者由蹲位突然起立站位时，表现为突发胸痛、呼吸急促、面色苍白、大汗淋漓，常因来不及抢救而死亡，因此TACE术后应尽量减少活动，由蹲位改为站立时尤应缓慢。

 什么是经皮肝穿刺胆道引流术?

经皮肝穿刺胆道引流术（PTCD）是在数字血管造影机的监视下，在局部麻醉下经肝行胆管穿刺，穿刺成功后行胆管造影，置入引流管，行PTCD引流术。PTCD引流术包括胆管外引流术、内-外引流术、内引流术等多种介入治疗技术。

1. 胰腺癌或壶腹周围癌导致的梗阻性黄疸、手术已无法切除者。
2. 原发性胆系肿瘤，肿瘤已侵犯胆管在肝门部的汇合处。
3. 肝门区转移性肿瘤，肿大淋巴结压迫胆总管。
4. 急性化脓性胆管炎。
5. 胆石症和术后残留结石，可行PTCD并为经皮T形管或内镜下取石术做准备。
6. 外科手术前做暂时引流减压以改善全身情况，为手术做准备。
7. 外科手术危险性大，如年老体弱、心肺功能差，或者手术部位解剖结构复杂、技术上有难度等，PTCD治疗可为手术做准备。

 如何护理经皮肝穿刺胆道引流术?

1. 预防感染 严格无菌操作是防止逆行胆道感染的重要措施，更换引流袋时其接口与衔接引流口处严格消毒，伤口处的敷料应保持干燥并视情况给予更换，同时应注意引流袋的位置应不高于置管口平面。
2. 预防出血 胆管梗阻时间较长的患者，维生素K在肠管内吸收障碍，造成凝血因子合成障碍；肝癌患者本身凝血因子合成不足，均造成凝血机制失常，术后可出现腹腔、胆管出血等情况。PTCD 引流管血性液体流出，2h 内达到 100ml 以上时考虑胆道出血，应给予生理盐水 100ml 加盐酸肾上腺素 1mg 取 2 ~ 3ml 行 PTCD 引流管冲洗，反复 2 ~ 3 次。如患者面色苍白、血压下降、脉搏细速、心率加快应及时告知医生行止血输血等处理。

3. 预防胆汁性腹膜炎　一旦患者出现剧烈持续右上腹痛、发热并伴有腹膜刺激征、白细胞升高、烦躁不安、肠鸣音消失，应立即报告医生同时观察患者的神志变化及生命体征，以便确诊及早手术。

4. 预防电解质紊乱　观察患者胆汁引流及饮食情况，胆汁分泌 100ml 以上时每日或隔日抽血查电解质，及时调整补液；若引流达到 1500ml 以上可造成严重水电解质失衡。

 什么是肝脏的射频消融治疗？

射频消融术是一种微创肿瘤原位治疗技术，借助于超声或 CT 等影像技术定位及引导电极针直接插入肿瘤内，通过射频能量使病灶局部组织产生高温、干燥，最终凝固和灭活软组织和肿瘤。其原理是电子发射器产生射频电流时，通过电极针使周围组织产生高速离子震动和摩擦，继而转化成热能并随时间向外传导，从而使局部组织热凝固坏死和变性。

1. 分类　射频消融分为化学消融和物理消融两种。化学消融的主要制剂有乙酸、无水乙醇、细胞毒性化学治疗药物；物理消融分冷冻消融和热消融，具体方法主要有冷冻、射频、激光、高强度聚焦超声等方法。

2. 适应证　化学消融术可用于肝、肾、肾上腺、脾等脏器的实体良、恶性肿瘤及囊肿等；物理消融术也可用于肝、肾、肾上腺等脏器的实性良、恶性肿瘤。一般肝肿瘤直径小于 5cm、数目少于 5 个、无肝外转移的患者可以考虑射频治疗，接近重要器官和组织结构的肿瘤则需慎重，如邻近横膈、肝包膜、胆囊以及门脉主干的肿瘤，出现疼痛或其他并发症的概率增加。

 如何护理内镜下食管癌金属支架置入术？

1. 术前　食管癌所致的恶性食管狭窄及食管气管瘘的患者用食管自膨式金属内支架能暂时解决梗阻问题。

（1）术前准备：上胃肠道钡剂及内镜食管黏膜活检。

（2）空腹 8h 以上。

（3）术前 20min 局部咽麻，并肌内注射地西泮、山莨菪碱各 10mg 以镇静和减少分泌。

2. 术后

（1）观察有无恶心、呕吐并及时处理；避免剧烈咳嗽，防止支架脱出，部分患者支架置入后会出现咳嗽、咳痰，痰中带血丝时应注意观察血痰的量、性状，有无呕血；观察患者有无出现难以忍受的疼痛、呼吸急促、发绀、脉快等穿孔表现，如有须马上急救。

（2）支架置入后需禁食、禁水 2h，以免呛入气管；2h 后，嘱患者先饮温开水，使支架扩张到最佳状态；术后 1 周以流食为主，如牛奶、豆浆、米汤，食物温度在 40 ~ 50℃，禁冷饮及冰冻饮食，以防支架收缩移位、变形、脱落；1 周后逐渐过渡为半流质或半固体食物，如小米粥、藕粉等；1 个月后可进普食，循序渐进，少量多餐，合理搭配。

（3）患者进食应少量多餐，不宜过饱，进餐时应取坐位或半卧位，进食后忌平卧，睡眠时床头抬高 15° ~ 30°，如身体状况允许，餐后直立 1h，睡前站立活动 30min，尽量排空胃，防止反流。

3. 并发症护理

（1）食物嵌塞：嘱患者不可食用大团、块状食物或易成团、成块的粗纤维饮食，以防食团阻塞支架，饮食过程中需细嚼慢咽，进易碎食物，餐后饮温开水 200 ~ 500ml。

（2）胃食管反流：主要发生于食管下端支架置入术后，使用带有防反流瓣的支架可预防。饮食不宜过饱，进餐时应取坐位或半卧位，进食后忌平卧，睡眠时床头抬高 15° ~ 30°，如身体状况允许，餐后直立 1h，睡前站立活动 30min。

（3）支架滑脱：早期勿进食固体食物，如出现剧烈呕吐，应用止吐药物。

（4）再狭窄：观察患者进食有无哽咽，应定期复查。

食管狭窄扩张术后如何护理?

1. 如出现吞咽困难加重的情况，嘱患者不必紧张，由于扩张的刺激导致狭窄部水肿，2 ~ 3d 可自行缓解。

2. 卧床休息 12 ~ 24h，避免用力咳嗽、提重物及过多活动，以免加重出血。

3. 应禁食 6 ~ 8h，之后无特殊不适可进食少量水及流质饮食，温度不宜过高，以减少局部出血。

4. 餐后 2h 或睡眠时应抬高床头 15°~ 30°，防止食物反流。

5. 观察呕血及黑粪出现的次数、量、性状及伴随症状。

6. 遵医嘱定期复查。随访疗效及有无反流性食管炎、狭窄再形成等远期并发症，效果不佳者可 1 ~ 2 个月后重复治疗。

7. 如术后再次出现吞咽困难，可再次行扩张手术，两次间隔时间 1 周左右为宜，食管灼伤轻者可 1 ~ 3 个月扩张 1 次。

 如何护理内镜下早期癌黏膜切除术？

内镜下早期癌黏膜切除术（EMR）是指直径 < 2cm 消化道原位癌、黏膜或黏膜下层癌，无肌层浸润无淋巴结转移，内镜直视下切除癌灶的方法。

1. 术前准备　患者术前需空腹 6h，可给予地西泮镇静及山莨菪碱肌内注射解痉，以利于术中操作。准备好胃镜、高频电刀、注射针、圈套器等器械。

2. 术后

（1）术后患者需卧床休息 3 ~ 7d。

（2）禁食 2 ~ 3d。

（3）术后 1、6、12 个月各复查胃镜 1 次，术后 5 年内每年复查胃镜 1 次。

3. 并发症的护理

（1）出血：发生率在 1 % ~ 5 %，多发生在操作过程中或术后 12h 内，极少数发生在术后 24h 后，出血原因多为套切过深过大。由于术前注射肾上腺素，出血方式多为血管渗血，多在内镜下止血，如局部注射 1 ：10 000 肾上腺素，局部喷洒止血药，氩离子凝固止血或钛夹止血。

（2）疼痛：由于黏膜切除后暴露在胃酸下引起的，给予质子泵抑制剂后可缓解。

（3）穿孔：术中及术后突发锐痛应考虑穿孔。发生率为 0.05 % ~ 5 %。发生穿孔应立即禁食，给予胃肠减压、广谱抗生素等综合治疗，必要时外科手术治疗。

（4）狭窄：胃幽门处环状病变切除时可能发生狭窄，一旦发生行内镜下扩张治疗。

 什么是经皮内镜下胃造口术？

经皮内镜下胃造口术（PEG）是一项无须外科手术和全身麻醉的造瘘手术。具有无须外科手术、无须全身麻醉，费用低廉且操作简便、快捷、安全、创伤小、成功率高等特点，是需要短期或长期肠内营养时的首选途径。PEG 的最佳适应证有以下几种：

1.各种原因造成的吞咽和进食困难而消化道功能健全的患者，如头颈部肿瘤和外伤、脑卒中、运动神经元疾病等。

2.长期昏迷，不能自行进食的患者。

3.需行胃肠内营养支持的患者。

4.各种原因长期（3 周以上）留置胃管胃肠道减压患者。

 胃造瘘术后如何护理?

1.术后 24h 即可经胃造瘘口给予营养液。从少许等渗温葡萄糖盐水开始，2 ～ 3d 后逐渐增加肠内营养的质和量。注食时速度不宜过快，以免引起腹泻；注食时或注食后应保持半卧位，以防误吸。为预防造瘘管堵塞，食物不宜太干。每次注食前后需用 30 ～ 50ml 清水冲洗造瘘管，每日应用长棉签清洁管腔碎屑，清洁造瘘管周围皮肤两次。造瘘管可根据病情留置 6 个月以上，但至少需留置两周。拔出后遗留的瘘口用凡士林纱布填塞或缝合两针。

2.并发症护理

（1）造瘘口周围炎症与脓肿形成：来自口腔或上消化道的病原菌，常在造瘘口周围形成感染，轻者局部皮肤红、肿、痛，重时形成脓肿，术后应及时清洁换药。并在术前、术后预防性应用广谱抗生素，已形成脓肿者经尽快切开引流。

（2）造瘘管漏：多因造瘘口过大、造瘘管细或造瘘管移位，使注入胃腔的水、营养液自造瘘管周围外溢，即外漏。如果漏于腹腔为内漏。外漏可以更换大号造瘘管或用丝线缝合过大的造瘘口。

（3）坏死性肌膜炎：病菌多来自口腔及上消化道，术前、术后持续应用广谱抗生素预防，并用含抗生素的漱口液漱口。如果术后 3 ～ 14d 出现发热，应警惕造瘘口周围严重感染。如为腹壁蜂窝织炎，由造瘘口周围迅速发展出现皮下气肿时，应立即手术切开引流，清除坏死组织。

（4）胃结肠瘘：穿刺时同时刺入结肠，经皮内镜下胃造瘘术后造瘘管压迫结肠，造成结肠缺血坏死。如果胃肠瘘较小，拔管后可自行愈合，瘘较大时需手术治疗，否则引起感染、中毒、营养不良。

（5）吸入性肺炎：较少见，但个别患者经皮内镜下胃造瘘术后出现胃食管反流，引起吸入性肺炎。此时应少量多次管内注入营养液，卧位时床头抬高45°，亦可给予促胃动力药，经造瘘管注入，以加快胃排空。

（6）造瘘管滑脱：多因固定不牢所致。严格固定，并告知患者翻身移动时轻缓勿牵拉。

（7）造瘘管肉芽组织过长：部分患者术后造瘘口肉芽组织生长过程中受造瘘管挤压牵拉，向腹壁外翻。应局部清洁消毒后用无菌剪刀剪除，用石炭酸或硝酸银烧灼创面。

（8）其他：出血、气腹及造瘘管蘑菇头移位等可相应给予止血、抗生素、更换造瘘管或其他对症治疗。

 什么是经内镜逆行性胰胆管造影术？

经内镜逆行性胰胆管造影术（ERCP）是经十二指肠镜经口插入十二指肠降部，找到十二指肠乳头，由活检管道内插入造影导管至乳头开口部，注入造影剂后 X 线摄片，以显示胰胆管的技术。是目前公认的诊断各种胆道疾病和胰腺疾病的金标准。

在临床上凡疑有胆道或胰腺疾病而无重症肝功能损害者都可进行 ERCP 检查，具体的适应证有：

1. 原因不明的梗阻性黄疸。

2. 肝内外胆管结石。

3. 胆囊或胆道术后综合征。

4. 肝胆胰恶性肿瘤。

5. 疑有慢性胰腺炎、胰腺囊肿、胆源性胰腺炎者。

6. 有症状的十二指肠憩室。

7.X 线或内镜检查疑有来自或十二指肠外压迫。

8. 有上述症状，但常规检查未能证实有胃、十二指肠、肝脏病变而疑有胆道、胰腺疾病。

 经内镜逆行性胰胆管造影术后如何护理？

1. 术后卧床休息，禁食 24h，术后 2h 及次日凌晨分别查血、尿淀粉酶。若淀粉酶正常，无腹痛、发热、黄疸等情况方可进食。由清流质过渡到低脂流质，再到低脂半流质，避免粗纤维食物摄入，防止对术后十二指肠乳头的摩擦导致渗血，1 周后可进食普食。重症患者可适当延长禁食、卧床时间，建立静脉输液通道，予以支持治疗。

2. 并发症的护理

（1）急性胰腺：经内镜逆行胰胆管造影术后急性胰腺炎与造影剂的局部作用、过高的注射压力引起胰管过度充盈、多次插管引起壶腹部水肿，与胰管多次注射及胆管不扩张有关。术后应观察腹痛情况，有无腹膜刺激征，血尿淀粉酶是否升高。注意患者主诉，仅有血清淀粉酶高于正常而无腹痛、恶心、呕吐及腹部压痛者为高淀粉酶血症。经过禁食、应用抗生素和生长抑素等处理一般 3 ~ 5d 可以恢复。高淀粉酶血症加剧烈腹痛、恶心、呕吐、白细胞增高等表现诊断为急性胰腺炎。此时应禁食、胃肠减压、卧床休息、抗酸剂、生长抑素及广谱抗生素，定期复查血尿淀粉酶，观察用药不良反应，给予静脉高营养等支持治疗。

（2）急性胆管炎：多发生于胆管梗阻性病变的患者。术后密切观察体温、腹痛、黄疸和血常规的变化，及时应用抗生素。遵医嘱吸氧，高热者物理降温或药物降温，注意神志、体温的变化，抽血做血培养及药敏，做好基础护理，保持口腔、皮肤清洁。

（3）出血：一般出血表现为术中切口渗血，少数为迟发性出血。术中出血经过局部注射及局部喷肾上腺素，或电凝或金属夹止血。迟发性出血在 48 ~ 72h 发生。术后观察患者有无头晕、呕血、便血，必要时查大便隐血试验和血常规、凝血功能。如患者面色苍白、大便频繁、黑粪甚至血便，立即告知医师。

（4）穿孔：临床表现为早期出现上腹痛，持续性加重，X 线表现膈下游离气体，观察生命体征的变化，腹部情况及有无腹膜刺激征。一旦发生，大多数患者经禁食、胃肠减压、补液、抗炎等非手术治疗而痊愈，若非手术治疗失败，及时手术。

（5）低血糖：胆胰腺疾病合并糖尿病患者术后易出现低血糖，发生时间为术后 10 ~ 20h。应加强巡视，密切观察患者的病情变化，及早发现低血糖症状如饥饿感、心慌、头晕、出冷汗等，定期监测血糖。术后患者床旁备好含糖溶液或者水果糖，若出现低血糖，可立即口服或遵医嘱推注葡萄糖溶液。

（6）疼痛：术后支架对管腔的支撑作用以及对内膜的压迫引起异物感或支架支撑力过大，可导致管腔过度扩张而引起疼痛，告知患者出现的原因及自限性。准确评估疼痛并给予有效的处理。

3. 胆管支架的出院指导：胆管支架置入术后 24h 内，因禁食、疼痛及创伤等需卧床，术后若无并发症 24h 后可适当活动，不必担心活动对支架的影响，因为目前的支架均有承受静力与动力的作用。支架的通畅时间越长，患者的生存时间越长。告知患者，多饮水会对支架起到冲洗作用，防止异物、细菌附着及支架堵塞。剧烈活动适当限制，禁止行磁共振检查。一般每隔 1 周来院复查血生化，每隔 1 个月行 X 线检查，以观察支架位置。指导患者学会观察皮肤、巩膜的黄染情况，自测体温，若出现皮肤、巩膜黄染、发热、腹痛及时到医院就诊。

 什么是热灌注疗法？

　　热灌注疗法是指通过向体腔内灌注加温后的化学治疗药物，利用温热方法与化学治疗药物相结合，除去体腔内游离的癌细胞和杀死残留癌细胞的方法。其原理主要是一方面温热效应可诱导肿瘤细胞超微结构发生改变，提高细胞膜对化学治疗药物的运转与摄取能力，破坏肿瘤细胞的代谢过程，从而促进化学治疗药物的细胞毒作用；另一方面体腔内灌注还有助于将脱落于腔内游离的癌细胞冲洗掉，减少癌细胞种植转移的机会。热灌注疗法的适应证有以下内容。

　　1. 腹膜广泛转移癌包括来源于胃癌、结直肠癌、卵巢癌、胆系癌、胰腺癌、腹膜假性黏液腺癌等的治疗。

　　2. 胃癌、结直肠癌、卵巢癌、胆系癌、胰腺癌、腹膜假性黏液腺癌等术后腹膜转移的预防。

　　3. 恶性胸腔积液、腹水的治疗。膀胱恶性肿瘤的辅助治疗。

 如何护理热灌注治疗？

　　1. 治疗前

　　（1）热灌注治疗室应保持空气清新，温度以 24 ~ 26℃为宜，紫外线消毒 1 次 / 日。

　　（2）患者在行热灌注前 2h 之内勿进食过饱，避免引起胃肠反应。治疗前应排空尿液，减轻腹、盆腔内张力。

　　（3）建立 1 ~ 2 条静脉通路，治疗前 30min 给予镇静、镇痛、止吐、抗过敏药物治疗，遵医嘱给予补充水、电解质、维持酸碱平衡，可加速体内毒素或药物的代谢。

　　2. 治疗后

　　（1）消毒引流管及周围皮肤，外用无菌纱布覆盖，2d 换药 1 次，如有渗血渗液情况及时更换，预防逆行性腹腔感染。

　　（2）治疗结束 2h 内指导患者每 15 分钟变换体位 1 次，以左右侧卧、仰卧、俯卧、头低足高位和头高足低位进行体位转换，便于灌注液在腹腔内分布均匀。

　　（3）少数患者出现腹胀、腹痛、腹泻、肠麻痹、恶心、呕吐、白细胞下降等化学治疗不良反应。严重者可致肠瘘、化学性腹膜炎、肠粘连、粘连性肠梗阻等并发症。重视患者的主诉，发现异常情况及时告知医师对症处理。

（4）妥善固定引流管及引流袋，翻身时勿牵拉，注意观察引流液的颜色、性状、量等。正常引流液为淡红色或者黄色清亮液体，当引流液出现浑浊应考虑腹腔感染，需留取引流液送检并观察患者体温和血象变化。当引流液为血性液体时，需立即排查出血原因并及时治疗。引流量的观察需参考热灌注结束时保留在患者体内的药量。

（5）根据医嘱观察生命体征变化，部分年老体弱者必要时可监测中心静脉压。根据测量结果调整摄入量，预防体液不足及水电解质紊乱的发生。

（6）认真记录患者的出入量。

3. 并发症的护理

（1）化学性腹膜炎：化学治疗药物注入腹腔后，局部药物浓度较高，对腹膜壁层及消化道壁的刺激性大，部分化学治疗药物渗入组织后能导致组织坏死而发生化学性腹膜炎。应严格掌握热灌注疗法的适应证、禁忌证及化学治疗药物的使用剂量，行灌注治疗时腹腔注入水量应不少于 1500ml。治疗过程中注意观察有无腹痛、腹肌紧张等腹膜炎表现，必要时给予抗炎、镇痛、激素等药物。

（2）管道阻塞：热灌注治疗过程中如遇导管堵塞、输出不畅时，多为置入管道前端出水孔处被腹腔内组织覆盖包裹所致。可先暂停或调整灌注流速，轻轻挤压导管，转动导管方向或者调整患者体位。

（3）腹痛、腹胀：灌注液进入腹腔后刺激腹腔和肠管，可能会引起患者腹痛、腹胀。治疗应循序渐进，开始和结束前 5min，灌注速度不宜过快，使患者对治疗有适应的过程。可根据医嘱使用镇痛药物。

（4）发热：随着大量温热的灌注液在腹腔内不断循环，脏、壁腹膜及腹膜腔内各血管床吸收大量热量，可引起患者体温升高。因此，治疗过程中及治疗结束后患者出现体温升高和发汗时应擦拭汗液，物理降温，及时监测体温。根据患者血压及中心静脉压调整输液速度，补充体液，必要时使用药物降温。

第八章

消化道肿瘤症状护理

 恶心、呕吐如何护理？

恶心是引起呕吐的一种胃内不适感觉，是呕吐前驱感觉，也可引起干呕。主要表现为上腹部的不适感，伴有头晕、脉搏缓慢、血压降低等迷走神经兴奋症状。呕吐是通过胃的强烈收缩迫使胃或部分小肠的内容物经食管、口腔而排出体外的表现。其过程可以分为3个阶段，即恶心、干呕与呕吐。

恶心与呕吐并存，或有其中一项症状产生，肿瘤患者在治疗的中晚期、放化学治疗期间经常会发生有恶心、呕吐等不适。化学治疗引起的恶心、呕吐是指在化学治疗过程中，由化学治疗药物所导致的恶心、呕吐的症状。

引起呕吐的因素有药物性因素和非药物性因素。药物因素包括药物本身的不良反应、药物对胃肠道的刺激；非药物性因素包括神经性呕吐、颅压增高、脑部病变等。

恶心、呕吐是肿瘤患者的常见临床症状，也是放化学治疗的不良反应。长期恶心、呕吐容易引起患者脱水、电解质紊乱、食欲缺乏、营养不良等，严重者可影响患者的治疗效果。

1. 评估呕吐的原因：化学治疗还是放射治疗引起。

2. 配合医生，合理应用止吐药物。

3. 患者穿宽松衣服，宜取右侧卧位抬高头部防止误吸，保持口腔卫生，勤漱口。

4. 饮食护理：少食多餐，注意食物的色香味、清淡、易消化的食物。

5. 心理因素：耐心倾听患者的主诉，多与患者沟通。

6. 环境要求：病房内保持空气清新无异味减少不良刺激，避免日光照射。

7. 健康教育：呕吐频繁者，护理人员应多巡视交代注意事项，观察患者呕吐的颜色、量、性状。

如何护理癌因性疲乏？

癌因性疲乏是一种痛苦的、持续的、主观的乏力感或疲惫感，与活动不成比例，与癌症或癌症治疗相关，并伴有功能障碍。广泛意义指患者主观感受到的筋疲力尽、厌倦感、劳累甚至恶心反胃等一系列不舒服的症状，是主体对生理性、心理性、功能性和社会性结果的一种多维度主观体验。

1. 健康教育　积极认识引起癌因性乏力的相关原因，是治疗的首要措施。如癌症疼痛、抑郁、睡眠障碍、贫血、营养不良及其他并发症可进行康复治疗、睡眠干预治疗、营养支持治疗等社会干预，必要时进行药物治疗。

2. 保持乐观的情绪　敢于承认癌因性乏力的真实存在，及时告诉医护自己的疲乏感，让医生能在第一时间做出相应的处理，减少患者的痛苦。

3. 营养补充　化学治疗期间主要以富含蛋白质食物为主，避免过度饥饿或进食过量。

4. 休息和睡眠　过多睡眠会使人感觉更加疲惫，保证每晚 8h 睡眠即可。

5. 有氧运动　适度进行锻炼和娱乐活动对患者非常重要，适度运动可减轻疲乏，建议患者选择自己喜欢的运动，活动的时间和强度以自我感觉舒服为度，保证休息和活动能量平衡。

 肿瘤患者便秘的原因有哪些？

便秘是临床常见的复杂症状，而不是一种疾病，主要是指排便次数减少、粪便量减少、粪便干结、排便费力等。临床表现为粪便干结、排便困难或伴有腹胀、腹部不适或疼痛感。

1. 肿瘤本身的影响

（1）腹部、盆腔原发肿瘤和继发肿瘤阻塞肠道引起便秘。

（2）肠道外肿瘤压迫肠道引起便秘。

（3）传导神经受损，便意冲动不能传至大脑产生排便反射。

2. 肿瘤间接影响

（1）饮食因素：肿瘤患者进食高脂肪、高蛋白、低纤维素食物导致粪便在肠道内干燥、硬结成块，引起便秘。

（2）周围环境改变及精神紧张等因素，排便习惯受干扰。

（3）长期卧床，活动减少，肠蠕动减慢等。

（4）慢性消耗、营养不良等而至便秘。

3. 医源性便秘

（1）阿片类镇痛药物具有很强的中枢抑制作用，抑制排便反射而引起便秘。

（2）5-HT$_3$ 受体拮抗药等止吐药物抑制胃肠蠕动而导致便秘。

（3）长期过量服用泻药，引起肠道黏膜的损害，形成对泻药的依赖性，引起便秘。

（4）其他药物：制酸剂、抗胆碱能药物均可引起便秘。

4. 心理因素　肿瘤患者易出现焦虑、紧张、恐惧情绪，这些消极情绪导致神经功能紊乱，进一步引起胃肠道功能性紊乱，另外消极心理因素还会影响患者食欲，进食减少，也会引起便秘。

5. 病理因素　炎症、梗阻。

 如何护理便秘的肿瘤患者？

肿瘤患者便秘的治疗原则：预防在先，消除病因，合理使用药物治疗。

1. 调整饮食，增加食物中粗粮的摄入，多食产气食物如生葱蒜萝卜等，嘱患者多饮水，晨起空腹喝温开水或蜂蜜水。

2. 运动疗法：少坐多走，顺时针多按摩腹部。

3. 生活方式：养成定时排便习惯，多与患者有效沟通。

4. 药物治疗：指导患者正确使用缓泻药。

（1）渗透性泻药：肠内形成高渗状态吸收水分，常用聚乙二醇和乳果糖，其次为盐类泻药硫酸镁。

（2）刺激性泻药：刺激肠黏膜促进肠蠕动，如番泻叶。

（3）润滑性泻药：润滑肠道、阻止肠内水分吸收，如甘油。

（4）容积性泻药：增加粪便中水和固形物，促进肠蠕动，如麦麸。

（5）全面评估患者便秘的原因、程度，并连续观察和记录排便情况。

 消化道肿瘤患者腹泻的原因有哪些？

腹泻是指排便次数多于平时，且粪便量增加，水量增加，粪便变稀，可含有异常成分，如未经消化的食物、黏液、脓血及脱落的肠黏膜等，或伴有夜便增加、腹部痉挛、疼痛。

1. 肿瘤相关腹泻　神经内分泌肿瘤可产生高浓度的促分泌素，促进肠黏膜分泌，主要有类癌综合征。

2. 手术相关原因　切除部分肠管，造成肠道功能改变和吸收面积减少或相关并发症导致腹泻。

3. 化学治疗相关 以 5-氟尿嘧啶为基础的化学治疗方案腹泻发生率约80%，或伊立替康导致腹泻风险增加。伊立替康导致的腹泻分为早期和迟发性两种，早期腹泻在伊立替康滴注时或者结束后短时间内发生，主要与胆碱能神经兴奋性增高有关，抗胆碱能对症有效，迟发性多发生在用药 24h 后。

4. 放射治疗相关 腹部如小肠、直肠放射治疗均可发生腹泻，放射性肠炎是直肠癌放射治疗时常见并发症。

5. 缓泻剂使用不当 肠内营养不当或肠内营养液泵入过多等。

6. 感染性腹泻 化学治疗引起骨髓抑制，患者免疫力低下，发生肠道感染引起腹泻。

如何护理肿瘤相关性腹泻？

1. 观察患者腹泻的特点：持续时间及排便次数、频度、大便性状、颜色、量、气味等。

2. 了解化学治疗药使用情况：化学治疗引起的腹泻与用药密切相关。观察患者有无缺水、腹痛，腹泻进行实时评估做好登记。

3. 加强心理及饮食的指导：少量多餐，进食低纤维素食物，避免含乳糖、高渗、辛辣、咖啡因及产气食物饮料。

4. 协助患者完成便标本的留取及送检。

5. 肛周皮肤护理：保持肛周清洁、干燥，每次便后温水清洗肛周。

6. 用药护理：遵医嘱正确用药，连续评估做好记录。对患者腹泻要做到心中有数，早发现，全面评估及时治疗，减少患者的痛苦。

如何护理恶性腹水患者？

腹水是局限性水肿的一种，是指过多的液体在腹腔内积聚。正常情况下，腹腔内有少量液体约 200ml，起润滑作用，当液体超过 200ml 时即可成为腹水，超过 150ml 时，体检中可发现移动性浊音阳性。多种恶性肿瘤均可出现腹水，在肿瘤基础上出现的腹水称为恶性腹水。

1. 临床表现 在腹水量较少时，患者可无自觉症状，仅在超声检查中偶然发现。当腹水增加到一定程度时，可出现食欲缺乏，常有喘憋、腹部膨隆、腹胀、轻微腹痛及行走困难。腹水增长较快或大量腹水时，患者感腹胀明显，并可出现饱腹感、呼吸困难、恶心、呕吐、下肢水肿等症状，此系肺、胃肠道及腹腔内静脉、淋巴系统受压所致。大量腹水压迫肾脏时，患者可出现尿少、血压下降、表情淡漠、嗜睡等，此为肾功能受损表现。

2. 护理

（1）饮食护理

1）限制水钠摄入：忌钠盐或低钠盐饮食是基本措施。每日氯化钠的摄入量应少于 1.5g，水每日不应超过 1000ml。禁食咸肉、酱、咸菜等含盐多的食物。

2）禁烟酒和刺激性食物：嘱患者禁烟酒，避免进食粗糙、坚硬或辛辣刺激性食物以防引起食管或胃底静脉曲张破裂出血。

3）多食水果蔬菜：提供高蛋白质、高维生素、易消化、高糖、低脂、少渣食物，少食多餐。适量摄入香蕉、苹果、柑橘、木耳、海带和大枣等富含钾的食物及蛋类、瘦肉末、乳制品等富含优质蛋白质的食物。应用利尿药的患者血钾低时可适当补充含钾高的食物。

（2）生活护理

1）大量腹水者可采取半卧位，使膈肌下降，增加肺活量，减少肺淤血。增加舒适感，保证足够的休息时间和睡眠。腹水患者的腹部皮肤膨隆、变薄、发亮，应注意个人卫生，衣裤要宽松舒适，每日温水擦身，保持皮肤清洁、无刺激。床单位保持清洁干燥、平整无碎屑。

2）肝硬化患者抵抗力低，很容易造成各种感染，如果出现皮肤瘙痒的症状，要及时用温水擦拭或遵医嘱涂抹炉甘石洗剂止痒，避免搔抓皮肤，导致皮肤破损而感染。鼓励患者保持口腔清洁。

3）保持引流管通畅：防止扭曲，行走时引流袋低于腰部以下，防止引流液反流。引流管穿刺处包扎固定，每周更换贴膜 1 次，引流袋每周更换 1 次，有血性液体时每日更换引流袋。

（3）病情观察：每日测腹围及体重，观察腹水变化，详记 24h 出入量，使用利尿药时注意补充电解质，观察颜面、四肢、精神状态，有无低钾、低钠血症的表现和肝性脑病的先兆。要密切注意肝硬化腹水的并发症，如电解质紊乱、肝性脑病、自发性细菌性腹膜炎、肝肾综合征、肝肺综合征、肝癌、门静脉血栓。

 如何护理肿瘤性呃逆？

肿瘤性呃逆是指肿瘤本身的病变、肿瘤转移及手术、放射治疗、化学治疗等因素诱发的呃逆，严重时可影响患者的睡眠、饮食、精神状态等，导致患者的生活质量下降。

做好患者的心理护理，加强病情观察，提供舒适、安静的环境，保证患者休息，注意用药期间及治疗的观察和护理，有针对性地指导患者的用药。

 肿瘤患者味觉改变的因素有哪些?

1. 肿瘤本身疾病　与肿瘤生长的部位有关。
2. 化学治疗　是主要原因之一。
3. 放射治疗　减少唾液的分泌或口干。
4. 其他药物　抗生素、镇痛药也会影响患者的味觉。
5. 年龄　老年人味觉敏感度会降低。

 如何护理味觉改变的患者?

1. 做好患者化学治疗前的健康宣教和心理护理，让患者能接受并正确面对。
2. 倾听患者的主诉，指导患者做好口腔卫生，用软毛牙刷刷牙，温开水漱口。
3. 鼓励进食一些刺激味觉的食物，增进患者食欲的食物。

 如何护理肿瘤热的患者?

肿瘤患者常见发热的类型有肿瘤性发热、药源性发热、医源性发热及肿瘤合并感染引起的发热。
1. 做好患者的心理护理。
2. 密切观察患者生命体征，按要求监测体温变化。
3. 加强营养，少食多餐，进食易消化、高热量、高蛋白、高维生素食物。
4. 为患者提供舒适安静的环境，保持病房的空气清新，每日开窗通风，做好患者的健康教育。

什么是肿瘤相关性口腔黏膜炎？

口腔黏膜炎又称为口腔溃疡，口疮。多为口腔黏膜变红、肿胀、疼痛，如果出现创面则成为溃疡，发病时多伴有便秘、口臭等现象。

影响肿瘤患者口腔病变的相关因素包括治疗因素，如化学治疗药物 5- 氟尿嘧啶；个体因素，如精神心理因素，其他因素如戴义齿、吸烟。

 口腔炎的预防及护理措施有哪些？

包括口腔护理、冷疗、重组人角质形成细胞生长因子涂患处。其他措施如抗生素、生长因子和细胞因子漱口，枸橼酸铋钾保护黏膜。护理上连续评估、早期发现，做好患者健康教育，指导其口腔护理、清洁含漱，减轻相关症状，如疼痛、吞咽困难、口干、出血，预防感染发生。

 如何护理导管相关性血栓？

1. 预防　处于高凝状态的患者慎重使用 PICC 导管，选择合适的 PICC 导管，成人 4F，儿童 3F。置管过程中尽量减少对血管内膜的刺激，对于血液高凝状态又必须使用 PICC 管的患者，遵医嘱，预防性使用抗凝药。

2. 护理　穿刺处上肢肿胀、疼痛、肩部疼痛，血管 B 超显示颈内、颈总、腋静脉有血栓形成。一旦明确诊断，嘱咐患者卧床休息，抬高患肢，尽量制动；每日测量胫骨上 10cm 周径；做好用药指导，遵医嘱注射低分子肝素钙，避免服用孕激素类；饮食宜清淡避油腻；遵医嘱视情况拔除导管。

 什么是肿瘤急症？

肿瘤患者在发病过程或治疗过程中发生的一切危象及严重并发症。尤其是晚期肿瘤患者，由于肿瘤的扩散与转移，更易发生各种急症。

1. 心血管系统并发症　药物的心脏毒性、上腔静脉压迫综合征，心脏压塞、血栓栓塞等。

2. 呼吸系统　呼吸困难及呼吸衰竭、肺部感染、肺栓塞。

3. 消化系统　急腹症。

4. 泌尿系统　急性肾衰竭。

5. 代谢系统　电解质紊乱、高钙血症。

6. 血液系统　骨髓抑制、血小板过低、凝血功能障碍。

7. 神经系统　脊髓压迫、颅内高压。

8. 其他　疼痛、感染等。

 发生肺栓塞如何护理?

肺栓塞是内源性或外源性栓子阻塞肺动脉引起肺循环障碍的临床和病理生理综合征，包括血栓栓塞、羊水栓塞、空气栓塞等。临床上常见的是肺血栓栓塞，起病急，死亡率较高临床表现缺乏特异性，一旦患者出现不明原因的呼吸困难、胸痛、低血压或晕厥，均可怀疑肺栓塞。

1. 应取健侧卧位。

2. 吸氧：观察患者缺氧情况并及时纠正，维持血氧饱和度。

3. 保持呼吸道通畅：及时吸痰

4. 治疗

（1）抗凝：低分子肝素钠。

（2）溶栓：选择在 48h 内进行，14d 内有效，重组人组织型纤溶酶原激活物 50 ～ 100mg 在 2h 内用药。

（3）手术取栓；死亡率高，临床上极少进行，仅适用于危及生命伴休克的急性大块肺栓塞。观察患者有无出血和再栓塞的发生。

5. 有效制动，绝对卧床休息，做好皮肤护理，保持大便通畅。

6. 镇痛：对胸痛较重，影响呼吸的患者，应给予镇痛处理。

7. 病情观察：严密观察生命体征，如患者出现胸痛加重、呼吸困难、咳嗽、憋喘应立即报告医师。

8. 心理护理：安慰和陪伴患者以减轻患者的焦虑。

 什么是肿瘤患者高钙血症？

是肿瘤患者最常见的代谢急症，肿瘤转移到骨骼后破坏骨组织，将骨钙释放；有些肿瘤可产生甲状旁腺素样物质、前列腺素 E、维生素 D 样固醇及破骨细胞活化因子，促进骨重吸收而释放钙，两者均可引起高钙血症。

1. 血钙值

（1）血钙正常值：2.25 ～ 2.74mmol/L。

（2）轻度：2.75 ～ 3.0 mmol/L。

（3）中度：3.1 ～ 3.7 mmol/L。

（4）高钙血症危象：> 3.7 5mmol/L。高钙血症初期患者表现为嗜睡、疲倦、恶心、呕吐及多尿。

2. 症状

（1）全身症状：脱水、食欲缺乏、体重减轻、烦渴、瘙痒。

（2）神经肌肉症状：疲乏、肌无力、嗜睡、反射减退、昏迷。

（3）消化道症状：恶心、呕吐、便秘、肠梗阻。

（4）泌尿系统：肾功能损害、多尿。

（5）心脏：心动过缓、P-R 间期延长、Q-T 间期缩短、T 波增宽、房性及室性心律失常。

3. 处理

（1）治疗原发肿瘤，停止高钙及维生素 D 摄入，尽量增加活动量，避免完全卧床，预防重吸收。

（2）增加尿钙排泄，水化利尿，纠正脱水状态。

（3）双膦酸盐类、降钙素及地诺单抗、唑来膦酸等降钙治疗。

（4）透析治疗：严重高钙血症。

 如何护理肿瘤患者低钠血症?

轻度低钠血症患者无症状，中重度可表现嗜睡、厌食、食欲缺乏、恶心、呕吐、尿少、烦躁、头晕、头痛、肌肉痛性痉挛和疲乏等。

1. 生理盐水和呋塞米：纠正高容量性及等容量性低钠血症，低容量性低钠血症应适当补液，原则上给予等渗液以恢复细胞外液容量，记录出入量，必要时补钾。短时间内将血钠升高至 120 ～ 125mmol/L，24 ～ 48h 将血钠水平恢复正常。

2. 轻者可限制水的摄入，重者使用高效利尿药促使水排出。

3. 经补液后不能纠正酸中毒的可给予补碱。

如何处理肿瘤患者爆发痛?

癌痛治疗应按三阶梯给药原则：口服给药、按时给药、按阶梯给药、用药个体化、注意具体细节。出现爆发痛时，给予吗啡注射液皮下注射。

如何护理消化道大出血的患者?

1. 保持呼吸道通畅:协助患者卧床,头偏向一侧,以免引起误吸;随时清理呼吸道,吸痰;给予吸氧,必要时置三腔二囊管。

2. 建立大静脉通道,迅速补充血容量,纠正周围循环衰竭是抢救上消化道大出血的首要措施。建立两条以上静脉通道,补液按照先快后慢、先盐后糖、先晶后胶、见尿补钾的原则,同时配血输血。

3. 止血措施

(1)遵医嘱应用止血药。

(2)食管静脉曲张破裂出血:必要时用三腔二囊管压迫止血,每12～24小时放松牵引1次,每次10～30min,观察有无活动性出血,避免气囊压迫过久导致黏膜糜烂出血。

(3)胃出血给予云南白药或去甲肾上腺素冰盐水,每4小时交替注入。

(4)必要时进行内镜下止血。

4. 观察患者生命体征,准确记录24h出入量,观察引流的颜色、量、性状,必要时送检。

5. 加强口腔护理及皮肤护理:多与患者及家属沟通,给予患者精神安慰,解除患者的恐惧心理。

6. 饮食护理:在患者置管期间及拔管后的24h内或在呕血、恶心、呕吐和休克的情况下禁食,恢复进食后逐步流食、半流食到普食。

 如何处理急性消化道穿孔的患者?

1. 给予留置胃管,持续胃肠减压,观察引流液颜色、量、性状。

2. 建立静脉通道,补充液体,禁食。

3. 给予抗感染、抗生素治疗。

4. 有手术指征应急诊手术。

 如何护理肝癌破裂出血的患者?

主要观察患者肝区有无剧烈疼痛,右上腹包块迅速增大,可伴恶心、呕吐、面色苍白、大汗淋漓、头晕、脉搏加快、血压下降等血容量不足的表现。

1. 肝癌破裂较少时无明显出血的指征 应卧床休息,对症应用止血及保肝药物治疗。

2.肝癌破裂大出血　立即报告医生，开通静脉通道，立即输血，监测生命体征，按急诊手术做好术前准备。做好患者的心理护理，安慰患者，缓解患者的紧张情绪，保持病室的整洁、安静。

 颅内高压的急诊处理有哪些?

颅腔内容物体积增加或颅腔容积减少超过代偿能力，导致颅内压增高超过200mmH$_2$O，并出现头痛、呕吐、视盘水肿三大病症称为颅内压升高，颅内压正常值为 70 ~ 200 mmH$_2$O。

1.颅内压增高　头痛、呕吐、视盘水肿是颅内压增高的三大主症。颅高压早期表现为二慢一高，即血压高、呼吸慢、脉搏慢。颅高压失代偿期表现为血压下降、呼吸不规则、脉搏慢。

2处置

（1）一般治疗：持续吸氧、保持呼吸道通畅、监测生命体征、导尿。

（2）减低颅内压治疗：甘露醇脱水，激素，过度通气，冬眠治疗，手术治疗，控制抽搐。

 如何护理颅内高压的患者?

1.密切观察生命体征，掌握病情发展动态。

2.抬高床头：利于颅内静脉回流，降低颅内压。

3.吸氧：保持呼吸道通畅，避免因缺氧引起脑水肿、颅内压增高。

4.饮食：频繁呕吐者暂时禁食。

5.补液量应以维持出入量的平衡为度，注意出入液量、电解质及酸碱平衡。

6.降颅内压：应用脱水药和利尿药减轻脑水肿。

7.润肠、保持大便通畅：避免用力排便及高危灌肠，防颅内压骤然增高。

8.对意识不清及咳痰困难者考虑气管切开，保持呼吸道通畅。防止因呼吸道不畅而使颅内压更加增高。

 如何护理急性喉头水肿的患者?

1.主要表现为呼吸困难，口唇发绀，早期有呛咳，严重者会导致窒息死亡。

输注奥沙利铂后可导致急性喉头水肿，应禁止吹凉风，吃冷饮。

2. 密切观察患者呼吸情况，保持呼吸道通畅。必要时给予吸氧和雾化吸入。

3. 心理护理：安慰患者，缓解紧张情绪。

 如何护理气管瘘的患者？

食管癌患者出现气管瘘是一种严重的并发症，处理不及时可危及生命。最常见症状是剧烈的饮水呛咳或进食后出现窒息性咳嗽，伴发热、吞咽困难、支气管炎、体重明显减轻等。嘱患者禁食、禁饮，密切观察生命体征，观察引流液颜色、性状、量，控制肺部感染，促进排痰，加强基础护理，安慰患者缓解紧张情绪，纠正患者低蛋白血症，给予空肠造瘘管内注入营养液。

 如何护理静脉炎的患者？

药液外渗后静脉变硬呈条索状改变，局部皮肤色素沉着，重者局部肢体麻木肿胀疼痛。首先以预防为主，选择血管粗直易固定或选择深静脉置管输注刺激性药物或化学治疗药。抬高患肢，局部热敷，红外线照射，外涂如意金黄散兑蜂蜜或喜疗妥、水凝胶等有助于减轻患者疼痛。

 晚期消化肿瘤患者的权利有哪些？

1. 知情权：患者有权了解在治疗过程中将使用何种方法，有何痛苦和不良反应，预后如何等。

2. 自主权：全部权力的核心，医疗护理工作民主化，有权参与全过程。

（1）患者意识清醒，具理性判断能力时，不应采用"家属同意"的方式。

（2）尊重患者心理、躯体、精神、人际关系等方面的合理选择及要求。

（3）充分尊重宗教信仰，满足其信仰需求，平静、安详地接受死亡。

（4）充分理解患者及其家属面临死亡的痛苦和悲伤。

（5）法律和伦理允许范围内，选择放弃治疗、死亡和死亡方式的权利。

3. 个人隐私权（既往病史、家族史、婚姻史、身体或内心的隐私）。

4. 对医疗的申诉权。

5. 索赔权和获赔权。

6. 免除一定社会责任和社会义务的权利。

第九章
消化道肿瘤患者的营养支持

 什么是营养不良？

营养不良是由于蛋白质和（或）总热量长期不足所引起的慢性营养缺乏的症状。表现为进行性消瘦、体重减轻或水肿，低蛋白血症、各项人体测量指标低于正常，骨骼肌与内脏蛋白质下降，内源脂肪和蛋白质储备空虚，多种器官功能受损，严重影响心脏、肝、肾等器官的功能。3个月体重下降超过正常的5%，或者6个月体重下降超过正常的10%可以诊断为营养不良。营养不良导致感染和其他并发症发生率高，往往预后不良。

 消化道肿瘤患者营养不良的发生情况如何？

消化道恶性肿瘤发病率及病死率呈逐年上升，是仅次于肺癌的第二大隐形杀手，严重影响国民健康。据统计，31%～87%的恶性肿瘤存在营养不良，约15%的患者在确诊时发现近6个月体重下降超过10%。在诊断时，约有50%的患者已有体重下降，食管癌、肺癌、胃癌及胰腺癌等营养不良发生率最高。而在消化肿瘤科就诊的患者中，多数已是中晚期，是存在营养风险的高危人群。其中，胰腺癌患者营养不良发生率可高达80%

 肿瘤患者为什么会出现营养不良？

1.局部因素　进食通道梗阻，咀嚼疼痛或吞咽困难等影响患者对食物的摄入和吸收。

2.全身因素　肿瘤影响人体的代谢。

（1）恶性肿瘤生长过程所需要的能量和营养物质要比机体正常组织所消耗的更多，需要消耗大量的葡萄糖、脂肪酸、氨基酸等营养以分裂、生长。

（2）肿瘤组织将能量据为己有，将宿主储存的能量转化为自身的能源，使宿主组织不能充分利用营养物质。肿瘤消耗随肿瘤的长大而逐渐增加，加上营养的摄入不够，造成营养不良。营养不良加重脏腑功能的减退，损害正常组织功能，使生理功能发生紊乱。同时，肿瘤组织还产生一种癌肽物质，使正常的代谢陷入紊乱，更增加能量消耗，形成恶性循环，使患者出现恶病质的状态。

 营养支持治疗有哪些影响？

1. 营养不良对肿瘤患者的影响

（1）身体功能受损。

（2）术后并发症发生风险增加。

（3）生存时间缩短。

（4）病死率增加。

（5）生活质量下降。

（6）对肿瘤治疗的耐受性差。

2. 营养支持的益处　合理的营养治疗可使患者保持体力，维持体重，对抗肿瘤治疗的耐受力也有所提高，同时还减少感染的发生。

（1）预防和治疗营养不良、恶病质。

（2）提高患者对抗肿瘤治疗的耐受性。

（3）控制肿瘤治疗的不良反应。

（4）改善患者的生活质量。

 营养支持治疗会促进肿瘤生长吗？

肿瘤细胞的生长分为 4 个时期，G1、S、G2、M 期，如果肿瘤细胞进入休眠期，对放化学治疗都不敏感，营养支持促进了肿瘤细胞的分裂，使 S 期的细胞增多，有利于化学治疗、放射治疗的作用。在协同抗肿瘤治疗时，可减少化学治疗药物引起的严重毒副作用。所以，使用营养素非但不会促进肿瘤细胞的生长，反而会抑制其生长。

 如何评估肿瘤患者的营养状况？

应该对所有住院的肿瘤患者进行营养筛查，如果筛查后结果显示需要进一步的评定及干预，则应立即安排。如果没有营养风险，则应记录结果并随访后再评估。

　　1. 营养风险筛查量表（Nutritional Risk Screening 2002，NRS2002）。

　　2. 体重指数（BMI）：中国 BMI 标准 18.5 ~ 23.9（kg/m²），为体重正常。24.0 ~ 27.9 为超重。> 28.0 为肥胖。< 18.5 为体重过低（营养不良）。

　　3. 人体测量：如身高、体重、上臂围，三头肌皮褶厚度、上臂肌围。

　　4. 生化指标：如血浆蛋白、血清总胆固醇、淋巴细胞计数等。

哪些肿瘤患者需要营养治疗？

　　1. 存在重度营养风险和（或）营养不良。

　　2. 预期 7d 不能进食。

　　3. 持续 > 10d 摄入量 < 60% 的预期值。

　　4. 伴严重黏膜炎或者放射性肠炎。

　　5. 摄入不足伴体重下降。

　　6. 对于存在炎症反应的患者，除营养支持以外，还要使用抗炎药物，以达到抑制炎症反应的效果。

什么是营养支持治疗？

　　营养支持是指为治疗或缓解疾病，增强治疗的临床效果，而根据营养学原理采取的膳食营养措施，又称治疗营养。所采用的膳食称治疗膳食，其基本形式一般包括治疗膳、鼻饲、管饲膳、要素膳与静脉营养，是维持与改善器官、组织、细胞的功能与代谢，防止多器官功能衰竭发生的重要措施。

　　肿瘤营养支持的方式有：

　　1. 个体化饮食咨询及饮食配方调整。

　　2. 经口补充肠内营养制剂。

　　3. 肠内营养。

　　4. 肠外营养。

三大营养素有什么作用？

　　人体的三大营养素包括糖类、脂肪、蛋白质。其中糖类占供能的

40%～60%，脂肪占 30%～35%，蛋白质占 10%～15%。

1. 糖类 是机体释放能量的主要来源，主要从淀粉中得到，广泛存在于水果、蔬菜、谷物当中，是人体日常生活热原的主要来源，为肌肉活动和维持器官的生理功能提供足够的热量。纤维素也是糖类的一种，人体摄入纤维素可以帮助肠道蠕动、保持大便松软，以利于排出，而不能为人体所消化。

2. 脂肪 丰富的能量来源，能改善食物的味道。脂肪就是所谓的"油"，是糖类的同盟军，人体热能的另一主要来源。人体会通过分解脂肪来利用能量，以保持体温和在体内运送脂溶性的维生素。脂肪分为饱和脂肪酸和不饱和脂肪酸两种。不饱和脂肪酸又可分为单不饱和脂肪酸和多不饱和脂肪酸。其中，单不饱和脂肪酸主要存在于植物性油脂，比如橄榄油、菜籽油、花生油等；而多不饱和脂肪酸则多见于葵花籽油、玉米油、亚麻籽油及海产品当中。比如鱼油（ω-3 多不饱和脂肪酸），其主要成分二十碳五烯酸（EPA）、二十二碳六烯酸（DHA）是人体自身无法合成而又不可或缺的重要营养元素，可以增强机体的免疫力，提高肿瘤患者对于放化学治疗的耐受性。

3. 蛋白质 维持机体的生长、组成、更新和修补人体组织的重要材料，通过氧化作用为人体提供能量。蛋白质主要存在于奶类、肉、蛋、鱼，豆类等食物中，是构成人体组织最重要的营养元素，是体内物质的主要输送者。蛋白质的主要功能包括能量供给，调节生理功能，维持人体生长发育，是构成和修补细胞、组织的主要材料。如果蛋白质摄入不足，人体只能被迫内部挖潜，通过分解肌肉来满足自身营养需求，使疾病恢复的速度减慢，人体对感染的抵抗力下降。所以，对肿瘤患者来说，无论在手术还是放射治疗之后，都需要获得比一般人更多的蛋白质来修复组织和抵抗感染。

 什么是肠内、外营养？

1. 肠内营养 是经胃肠道提供代谢需要的营养物质及其他各种营养素营养支持的方式。其决定于时间长短、精神状态与胃肠道功能。

（1）适应证：当胃肠道有功能且可以安全使用时，首选肠内营养支持途径。如果有一段肠道功能正常，就利用这一段肠道。如果肠道有一部分消化功能，就利用这一部分消化功能。如果一段肠道有部分功能，也要使用这一段有部分功能的肠道。肠内营养不足用肠外营养补充。

（2）营养途径：应根据胃肠道的病理情况、预计应用管饲持续时间和患者具体病情而定。包括鼻胃管、鼻十二指肠管、鼻空肠管、经皮内镜胃造口术（PEG）和经皮内镜十二指肠造口术（PEJ）等。

（3）并发症

1）腹泻：腹泻原因有很多，与患者情况有关，如胃排空迅速、胃肠道缺血、肠麻痹、乳糖不耐受、低血糖症、脂肪酶不足、脂肪吸收；与肠内营养制剂有关，脂肪比例高、高渗透压配方、温度过低、营养液污染过期；与肠内营养输注速度有关，推注或输注速度过快；与病情及药物不良反应、低蛋白血症、菌群失调有关。

2）胃潴留：胃潴留是以胃排空障碍为主要征象的胃动力紊乱综合征，系胃张力减退、蠕动消失所致，表现为上腹饱胀，反酸嗳气，呕吐胆汁和食物等；当患者遭受创伤、手术、严重感染等打击后，胃肠道首先受累，其蠕动减慢，排空延迟，消化吸收功能障碍，容易导致胃潴留，胃潴留后容易引起反流误吸致吸入性肺炎而加重。

3）误吸：与患者情况相关，如胃排空障碍、气管切开、机械通气、长期卧床、昏迷、腹腔高压；与肠内营养管相关，营养管材质较硬、管道较粗、置管长度；其他原因有营养液流速等。

4）导管堵塞：导管扭曲折叠、固定不牢、异位；管内径小；营养液浓度高、输入速度慢、温度低；未及时冲管；药物碾磨不细；宣教不到位，巡视不及时。

5）便秘：流质多为少渣、少纤维物质，容易引起便秘；水分不够；长期卧床；疾病因素。

6）鼻空肠管异位，打结，堵塞，不通畅。

2. 肠外营养　无法经胃肠道摄取和利用营养素的患者从静脉提供包括氨基酸、脂肪、糖类、维生素及矿物质在内的营养素，以抑制分解代谢，促进合成代谢并维持结构蛋白的功能。全部营养从肠外供给叫全胃肠道营养。

（1）适应证：持续肠梗阻或严重胃肠功能障碍需禁食患者，不能应用肠内营养者可考虑肠外营养。

（2）营养的途径：通过外周或中心静脉途径提供每天所需的营养素。

（3）并发症

1）糖代谢紊乱。

2）代谢性酸中毒。

3）血钾异常：低血钾，高血钾。

4）脂肪超载现象：高脂血症，脏器功能紊乱。

5）高氨血症。

6）感染性并发症：肠黏膜萎缩，肠功能减退，肠菌移位。

如何护理肠内营养引起的不良反应?

1. 腹泻

（1）行肠内营养时遵循浓度、容量、速度、温度适宜。

（2）无菌操作，做到现配现用。

（3）使用含纤维素及益生菌的肠内营养制剂。

（4）乳糖不耐受的患者应给予无乳糖配方。

（5）必要时使用持续加温器，保证营养液的恒定温度。

（6）采用专用营养泵持续滴入的方式。

（7）避免使用引起腹泻的药物。

（8）纠正低蛋白血症。

（9）护士要加强各环节的管理，预防腹泻的发生，当发生腹泻时，应先查明原因，去除病因后症状多能缓解，必要时可对症给予收敛和止泻药，做好肛周皮肤护理。

2. 胃潴留

（1）喂养后 2h，胃内残留 > 150ml 为胃潴留。

（2）经胃喂养的患者第一个 48h 内应每 4 小时检测胃残留量，胃内残留量 > 200ml，可应用促胃肠动力药，避免不恰当终止肠内营养。

（3）在肠内营养开始及得到全量前，应检查有无腹胀，每 4 ~ 6 小时听诊胃肠蠕动 1 次。

（4）重症患者在喂养时应采取半卧位，最好为 30° ~ 45°。

（5）经胃喂养可采用间断输注的方式，经幽门后喂养需连续输注，当出现胃潴留时，可同时经胃肠减压，继续肠内营养。

（6）重度颅脑损伤患者宜选择经空肠实施肠内营养。

3. 误吸

（1）意识障碍患者，尤其是神志不清或昏迷者，以及老年患者鼻饲前翻身吸净呼吸道分泌物。

（2）如病情允许鼻饲时床头抬高 30° 或更高，并在鼻饲后 30min 内仍保持半卧位。

（3）每 4 小时测定胃内残留量，> 150ml 时应暂缓肠内营养。

（4）选择适宜管径大小的胃管，成人可选择 14F 胃管。

（5）延长鼻胃管插入长度，保证胃管末端达到幽门后。

（6）降低速度，匀速方式进行鼻饲。

（7）肠内营养行人工气道患者需行声门下吸引 1 次／4h。

（8）腹腔高压的患者需定时测定患者的腹腔压力。

4. 营养管堵塞

（1）每次喂养前后冲管，持续滴注时至少每 4 小时用脉冲式冲管 1 次。

（2）尽量使用液体状药物，使用固体药物时要充分碾磨或溶解，注意配伍禁忌，分别注射。

（3）妥善固定，定期更换喂养管，一旦发现堵管，应及时用 20ml 注射器抽温开水反复冲吸，必要时可将胰酶溶于 $NaHCO_3$ 进行冲洗。

（4）必要时使用加温器。

（5）应用专业的喂养泵及专用营养输液泵管。

5. 便秘

（1）与肠内营养中缺乏膳食纤维有关，采用富含膳食纤维的肠内营养，长时间禁食后或长期全肠营养（TPN）后，在开始实施肠内营养时建议先采用低膳食纤维的肠内营养，然后缓慢在肠内营养中逐渐增加膳食纤维的含量。

（2）关注配方中液体量的多少，含膳食纤维的肠内营养仅含 75% ~ 80% 的游离水，正常液体需要大约 30 ml/（kg·d），当患者出现发热、环境温度、持续呕吐等，需增加液体量，液体平衡。

（3）喂养泵控制的连续管饲喂养。

（4）因使用吗啡类药物引起便秘而无法改换药物时，需采用泻药与促进胃动力药物，如吗丁啉、莫沙必利。

（5）卧床患者如身体情况允许，可进行适当的锻炼活动。如保持膝部伸直、做收腹抬腿及仰卧起坐动作，教患者做提肛收腹运动，或顺肠蠕动方向做腹部顺时针按摩，1 日 4 次。待病情好转后早日下床活动。

 肠内营养和肠外营养两者哪个更好？

两种营养治疗方式各有千秋。相对而言，肠内营养的给予途径更符合人体的生理特性，并能避免中心静脉插管带来的风险。其优点是简便安全、经济高效。一般来说，如果患者经由胃肠道可吸收到自身所需 80% 的能量，医师一般更倾向于采取肠内营养。相比肠内营养，肠外营养的优点是几乎所有不适合通过口腔摄取食物，或食物摄取不足及无法摄取的消化系统疾病都具有积极有效的辅助治疗作用，是人类在疾病治疗方面的一个重要进步。但是长时间肠外营养有可能导致人体胃肠道功能的衰退，而且肠外营养的配备对技术设备的要求较高，费用也较为昂贵，同时在静脉输液过程中存在感染风险。

全静脉营养液配制有什么注意事项?

1. 正确的混合顺序配制液体：在加入氨基酸和葡萄糖混合液后，肉眼检查袋内有无沉淀生产，如确认没有沉淀后再加入脂肪乳液体。

2. 全静脉营养液中应有足量的氨基酸液，不能加入其他药物（氨基酸浓度不低于 2.5%）。

3. 全静脉营养液加入液体总量应 ≥ 1500ml；葡萄糖最终浓度应 ≤ 25%，有利于混合液的稳定。钠和钾离子总量应 < 150mmol/L，钙和镁离子总量应 < 4 mmol/L。（钙 <1.7 mmol/L，镁离子总量应 < 3.4 mmol/L）。

4. 避免将电解质、微量元素直接加入脂肪乳中，易导致水油分层。

5. 长时间输液患者尽量选择中心静脉导管，减少血管刺激。

6. 配伍禁忌：硫酸镁不能与氯化钙配伍，但能与葡萄糖酸钙配伍；抗生素、血液制品、白蛋白等不能加入；钙剂与磷酸盐应分别加入不同的溶液内稀释，以免发生磷酸钙沉淀。微量元素不能和维生素直接加一起，应分别加入氨基酸和葡萄糖液中。

 全胃肠外营养时如何补充水和电解质?

水：补液量 40 ~ 60ml/kg。

钠：正常成人每日摄入氯化钠 6 ~ 12g，生理需要量 4.5g。

钾：正常成人每日摄入氯化钾量 3.7 ~ 11.2g，生理需要量 3 ~ 4g。

钙：正常成人每日 400 ~ 1500mg。

镁：每日摄入 250 ~ 350mg。

磷：每日摄入 1200mg。

 低钾血症时如何补钾?

1. 处理原则　正常血钾浓度 3.5 ~ 5.5mmol/L。肾排钾原则：多吃多排、少吃少排、不吃不排。

轻度：3.0 ~ 3.5mmol/L 无任何症状，口服氯化钾为主，3g /d。

中度：2.5 ~ 3mmol/L 虚弱无力、疲倦、便秘，口服、静脉同时应用，6g/d。

重度：< 2.5mmol/L，肌无力、呼吸肌麻痹而致呼吸功能不全，同时给予氯化钾、谷氨酸钾 9g/d。

2. 补钾原则

（1）速度不宜过快，先快后慢，10 ～ 20mmol/h。

（2）浓度不宜过高，＜ 0.3g/100ml。

（3）见尿补钾，尿量＞ 40ml/h。

（4）剂量不宜过大 80 ～ 100mmol/d（≤ 8g/d）。

 静脉泵钾有哪些注意事项？

1. 调整补钾速度：＜ 2.1mmol/L，10%KCl 10ml/h；2.1 ～ 2.8mmol/L，10%KCl 5ml/h；＞ 2.8mmol/L，常规浓度补钾，40ml 10%KCl+10ml 盐水中泵入，10ml/h。

2. 积极治疗原发病；氯化钾补钾尽量口服；不要求 1 ～ 2d 完全纠正低钾状况。

3. 高浓度钾属强刺激性药品，静脉泵钾必须使用中心静脉导管。

4. 勤巡视病房，观察泵入速度，避免速度过快。

 高钾血症的治疗原则是什么？

血钾＞ 5.5mmol/L 即为高钾血症。

1. 停止摄钾，严格限制含钾高的食物，如香蕉等。

2. 积极防治心律失常。

3. 迅速降低血钾浓度。

4. 及时处理原发病、恢复肾功能。

5. 降钾措施

（1）静脉推注 5% 碳酸氢钠 60 ～ 100ml，再静脉滴注 5% 碳酸氢钠 100 ～ 200ml。

（2）25% 葡萄糖 100 ～ 200ml+RI 8 ～ 12U 静脉滴注 [比例为（3 ～ 4）∶1]。

（3）肾功能不全不能输液者可用 25% 葡萄糖 400ml+10% 葡萄糖酸钙 100ml+10%11.2% 乳酸钠 50ml+RI 30U 静脉滴注，6 滴 /min。

（4）利尿药。

（5）透析疗法：腹膜或血液透析。

终末期恶性肿瘤营养支持中如何进行监测?

终末期肿瘤患者的治疗原则：减除肿瘤负荷，联合胃肠功能调理、营养元素及能量补充、代谢调理剂治疗，延缓恶病质进展，以达到改善生活质量的目的。

1.每天测体重（监测水平衡）。

2.每日出入液量。

3.营养素过量或不足的相关体征

（1）血糖：调节胰岛素用量的参照。

（2）血肌酐，尿素，钾、磷、钙、镁等电解质（根据临床情况，1次/周）。

（3）白蛋白；必要时测短半衰期蛋白质（前白蛋白、转铁蛋白）。

（4）肝功能和 INR（监测 TPN 相关胆汁淤积）。

（5）监测叶酸、维生素 B_{12}，微量营养素水平。

（6）血浆胆固醇和三酰甘油（1次/月），停营养液 4h 后测。

 肿瘤患者的膳食原则有哪些?

1.合理膳食，适当运动。

2.保持适宜的相对稳定的体重。

3.食物的选择应多样化。

4.适当多摄入富含蛋白质的食物。

5.多吃蔬菜、水果和其他植物性食物。

6.多吃富含矿物质和维生素的食物。

7.限制精制糖摄入。

 如何做好化学治疗患者的饮食护理?

1.饮食治疗原则

（1）营养均衡，食物多样化，忌食煎炸的油腻食物。

（2）不强迫患者进食，如果感觉胃口较好，可适当多吃点。

（3）多饮水，每天喝水应不少于 2L。

（4）消化道反应严重的患者，可遵医嘱在进餐前给予止吐药物。

2.消化道反应的饮食护理　食欲缺乏、恶心、呕吐、口腔溃疡、腹泻、便秘等是化学治疗患者最常见的不良反应。此类患者的饮食应清淡、易消化，可进食少渣半流质或少渣软质饮食。注意色、香、味的调配以增加食欲。进餐时，应保持愉快的心情及轻松的环境。若感觉疲劳应休息片刻，待体力恢复后再进食。恶心、呕吐患者应少量多餐，避免空腹，避免太甜或太油腻的食物；呕吐严重者在接受化学治疗前 2h 内应避免进食，可减轻治疗的不良反应与厌食；口腔溃疡患者，应避免食用酸味强或粗糙生硬的食物，可利用吸管吸吮液体食物，进食时食物和汤以室温为宜，腹泻的患者，可考虑使用清淡饮食（如过滤的米汤、清肉汤、果汁等）；严重不良反应者应禁食并遵医嘱输液，便秘的患者多选用含纤维的蔬菜、水果（如香蕉等），多喝汤水或果汁。

3. 骨髓抑制的饮食护理　为防止和减轻骨髓抑制引起红细胞、白细胞、血小板、血红素等的下降，应食用猪肉、牛肉、羊肉、鸡肉、鸭肉、鱼肉、大枣、花生等食物。烹调方法以煮、炖、蒸为佳。不要油煎、火烤。化学治疗骨髓抑制容易出现发热、贫血等症状。在患者发热期间应注意增加饮食中的热量；增加饮食中的维生素；补充水分和盐增进患者食欲，根据患者情况灵活配以饮食。纠正因化学治疗而出现的缺铁性贫血，可选择一些含铁丰富的食物，如各种动物的肝脏、肾脏、蛋黄；蔬菜类有西红柿、菠菜等；水果类有大枣、杏、桃子、葡萄、柚子等。在补铁饮食中，除了供给含铁丰富的食物之外，还应尽量配合给予含维生素 C 丰富的食物，以促进机体对铁质的吸收。贫血患者一般不宜喝茶或少喝茶，饮铁质可与茶中的鞣酸结合产生不溶于水的物质，所以喝茶不利于铁的吸收。此外，还应当补充适当的叶酸，以防止营养性贫血。

4. 神经毒性反应的饮食护理　长春新碱的应用主要引起外周神经症状。维生素 B 对神经组织和精神状态有良好的影响，在体内维生素 B 以辅酶形式参与糖的分解代谢，有保护神经系统的作用；还能促进肠胃蠕动，增加食欲。适量给予患者富含维生素 B 的食物。如酵母、米糠、麦麸、全麦、燕麦、花生、猪瘦肉、芹菜、豌豆、白菜、牛奶，并注意保暖和肢体按摩。

5. 高尿酸血症的饮食护理　化学治疗药物的应用致使大量的白细胞破坏，核蛋白转化率增加，血液中尿酸增加，高浓度的尿酸在肾脏或泌尿道中易形成结晶沉淀而引起高尿酸血症。化学治疗过程中注意观察尿量和尿色的变化。鼓励患者多饮水，保证每日充足的液体摄入，使患者每日尿量 >2500 ml，以加速尿酸的排泄。遵医嘱给予别嘌醇片口服减少尿酸盐结晶沉淀，给予患者低嘌呤饮食，以少荤多素、宜碱忌酸、宜清淡忌味重为原则，多吃蔬菜、水果、谷类，如牛奶、鸡蛋、豆类、米、面、藕粉、核桃、花生等含嘌呤较少的食物，忌食动物内脏、海鲜、贝类等含嘌呤丰富的食物，少喝荤汤等，以减少尿酸的形成。化学治疗药物环磷酰胺、表柔比星和长春新碱均对肝肾功能有影响，改善肝肾功能的食物有枸杞子、牛奶、胡萝卜、莲子、苦瓜、冬瓜、山楂等。

 如何做好放射治疗患者的营养管理?

在放射治疗中，放射线对人体的正常组织也会产生一定的影响，造成局部或全身的放射反应。

1. 食欲缺乏　是由头颈部放射治疗破坏了味觉细胞所致。通常会降低对甜、酸的敏感度，增加对苦的敏感度。应少量多餐，烹调时可加强甜味和酸味，并避免食用苦味重的食物。例如芥末等，用餐前可做一些轻度的活动，饮少量汤或开胃饮料。

2. 口干　是由放射治疗破坏唾液腺所致。应常漱口，保持口腔湿润，防止口腔感染；每天多饮水或采用高热量的饮料；避免调味太浓烈的食物；食物应制成滑润的形状，例如果冻、肉泥，亦可和肉汁、肉汤或饮料一起进食，以助吞咽。

3. 腹痛、腹泻　放射治疗部位如果在腹部，肠道过度蠕动可引起腹痛、腹泻。应避免食用易产气、粗糙、多纤维的食物，例如豆类、洋葱、马铃薯、牛奶、碳酸饮料等最好少食。刺激性的食品和调味品亦应避免食用。少量多餐，食物温度不可太热或太冷。注意水分及电解质的补充，并多选择含钾量高的食物，如蔬菜汤、橘子汁、西红柿汁。

 肿瘤患者何时停止营养治疗?

患者生命体征不稳定和多脏器衰竭；患者已接近生命终点，此时大部分患者只需极少量的水和食物来减轻饥饿感和防止因脱水引起神经错乱。在这种情况下，采取过度营养治疗只会加重患者的代谢负担，反而会影响其生活质量。

参考文献

蔡昌豪，张子其，王志强 . 2011. 消化系统肿瘤防治专家谈 . 北京：人民军医出版社 .

丁玥 . 2011. 肿瘤科护理必备 . 北京：北京大学医学出版社 .

大卫·凯尔森，等 . 2012. 胃肠肿瘤原理与实践 . 梁寒，主译 . 天津：天津科技翻译出版公司 .

高社干，冯笑山 . 2012. 肿瘤分子靶向治疗新进展 . 北京：科学出版社 .

胡雁，陆箴琦 . 2013. 实用肿瘤护理 . 2 版 . 上海：上海科学技术出版社 .

黄雪薇 . 2011. 癌症的整合医学心理防治 . 北京：人民卫生出版社 .

缪景霞，周小平 . 2013. 肿瘤科护理细节问答全书 . 北京：化学工业出版社 .

缪景霞 . 2011. 肿瘤生物与分子靶向治疗的应用与护理 . 广州：广东科技出版社 .

秦新裕，姚礼庆 . 陆维祺 . 2011. 现代胃肠道肿瘤诊疗学 . 上海：复旦大学出版社 .

石汉平 . 2012. 肿瘤营养学 . 北京：人民卫生出版社 .

石远凯，孙燕 . 2015. 临床肿瘤内科手册 . 6 版 . 北京：人民卫生出版社 .

吴蓓雯 . 2012. 肿瘤专科护理 . 北京：人民卫生出版社 .

谢晓冬，韩雅玲，侯明晓 . 2015. 肿瘤分子靶向治疗不良反应防治 . 北京：人民军医出版社 .

保罗维奇·惠特福德·奥尔森，著 . 2013. 化学治疗与生物治疗实践指南及建议 . 丁玥，
    徐波，主译 . 3 版 . 北京：北京大学医学出版社